KB231679

적혈구와 림프구의 광학 현미경 관찰

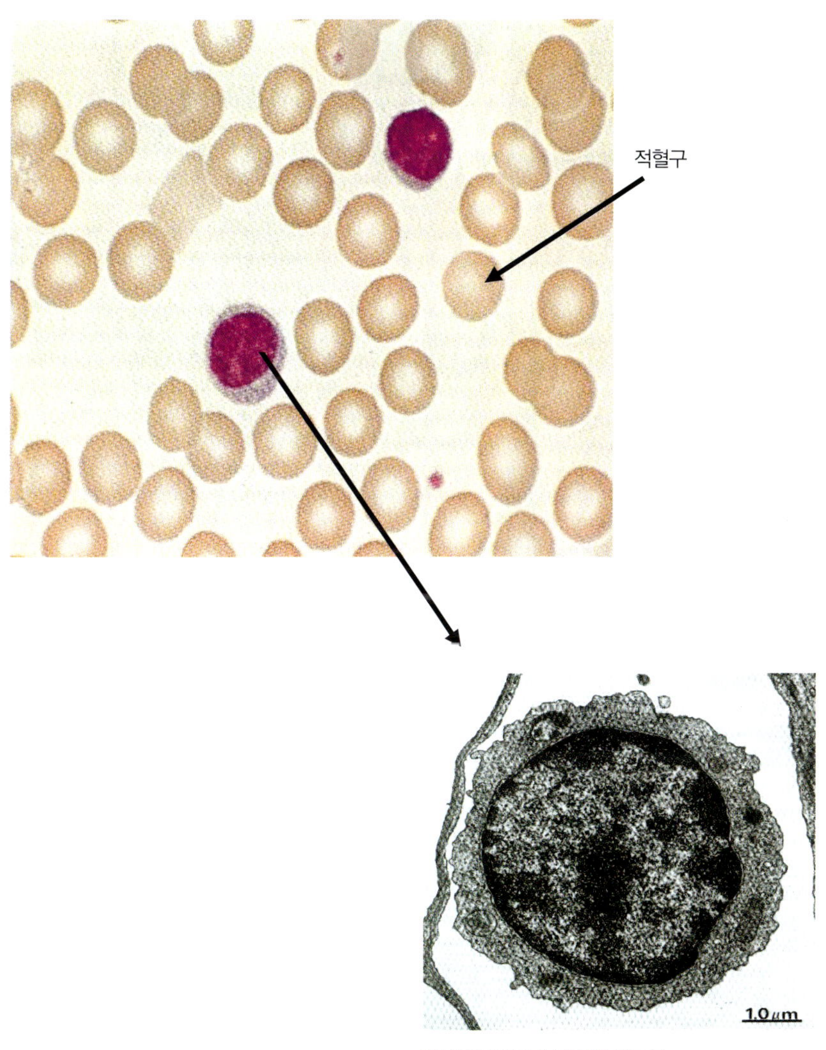

전자현미경으로 관찰한 림프구

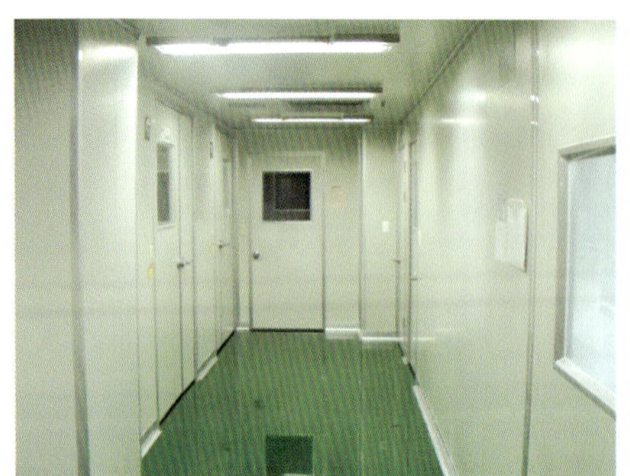

세포배양실

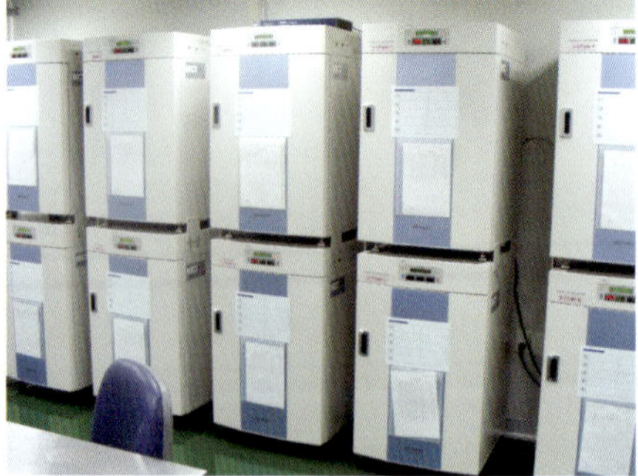

세포배양실 인큐베이터

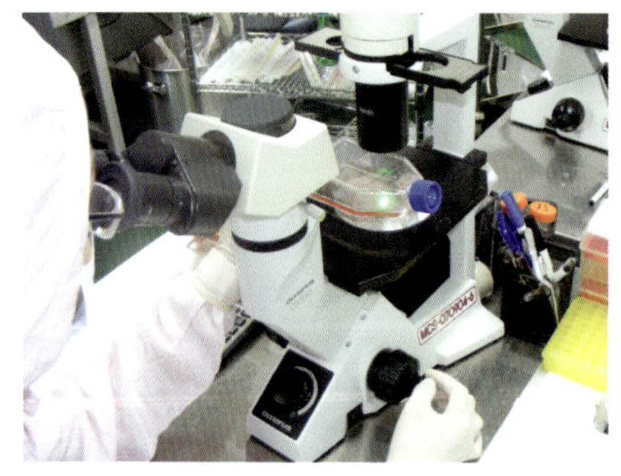

세포 품질검사 과정

사진 : NK바이오

암세포를 공격하는 T세포의 체외배양

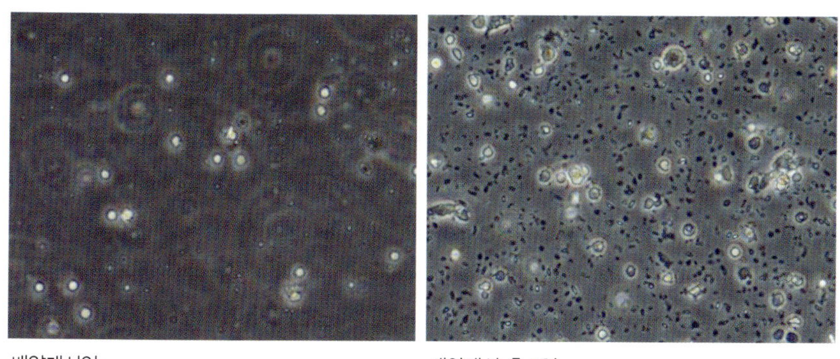

배양개시일   배양개시 후 1일

배양개시일

배양개시 후 1일

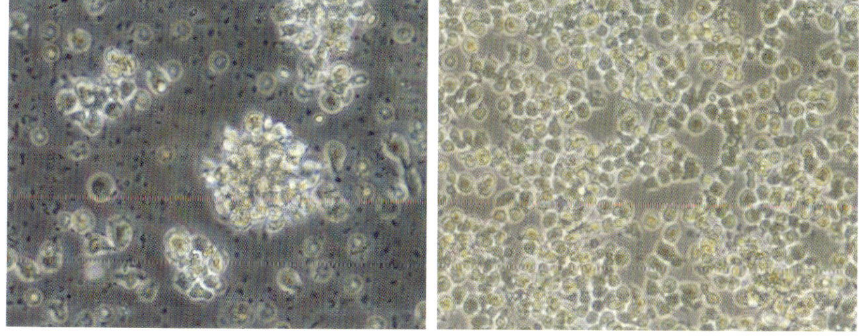

배양개시 후 3일

배양개시 후 7일

[출처: 이노메디시스 세포배양실, 올림푸스, ×200]

배양 후 일주일만에 T세포가 급격하게 늘어났음을 알 수 있다.

사진으로 보는 면역세포배양 과정

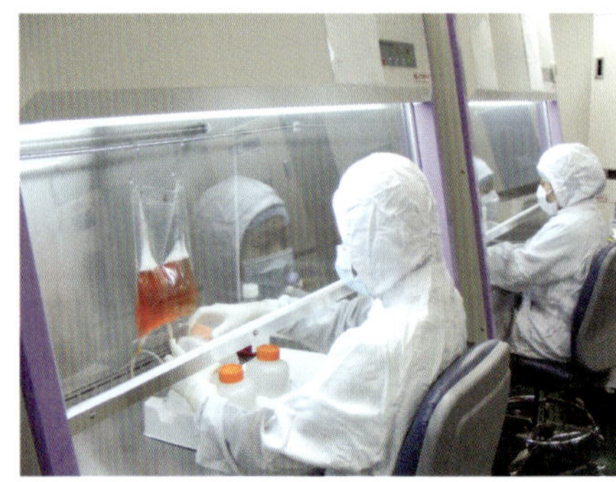

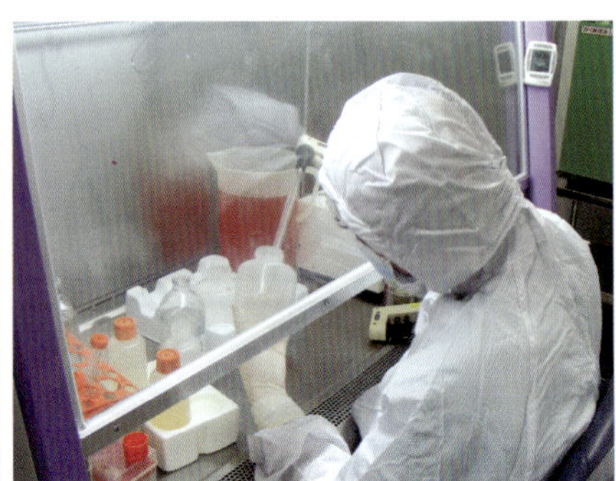

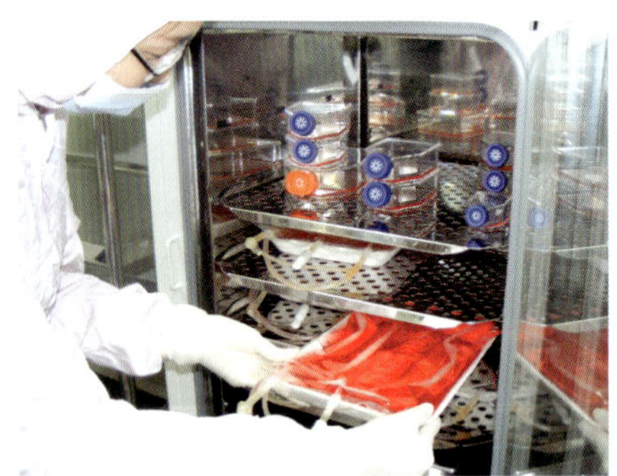

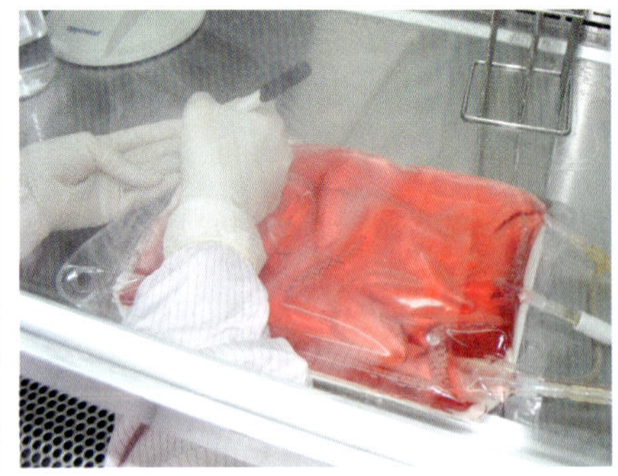

배양이 끝난 면역세포의 수거 직전 상태

약 60ml의 채혈을 한 후 1차, 2차, 3차 배양을 하고 공정검사를 한다.

암세포를 공격하는 활성 NK세포와 세포독성 효과

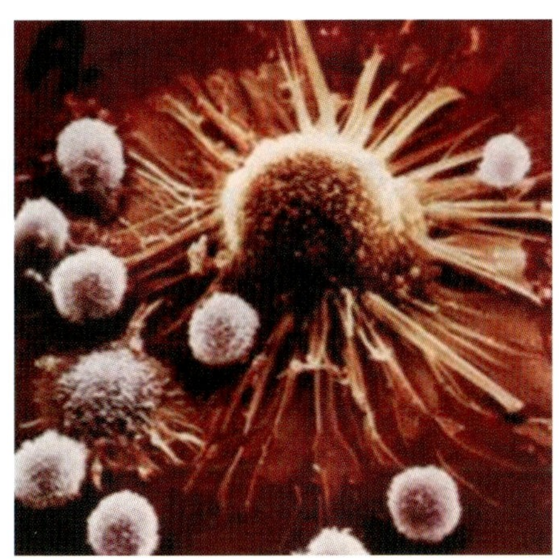

가운데의 커다란 암세포를 공격하는 NK세포

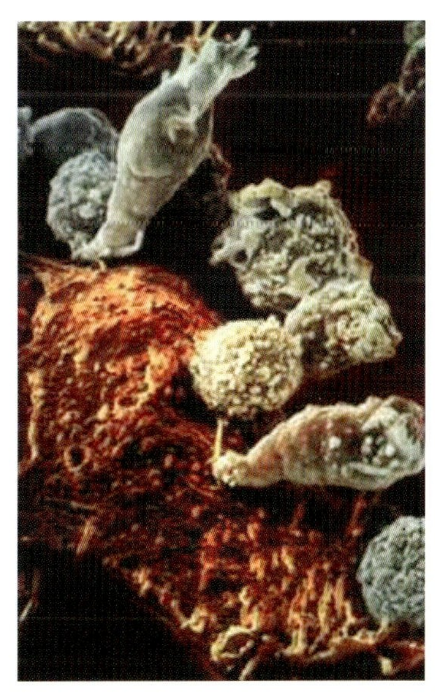

활성화된 NK세포의 독성으로 소멸된 암세포

배양을 통해 활성화된 T세포를
주사전자현미경(SEM)으로 관찰한 모습

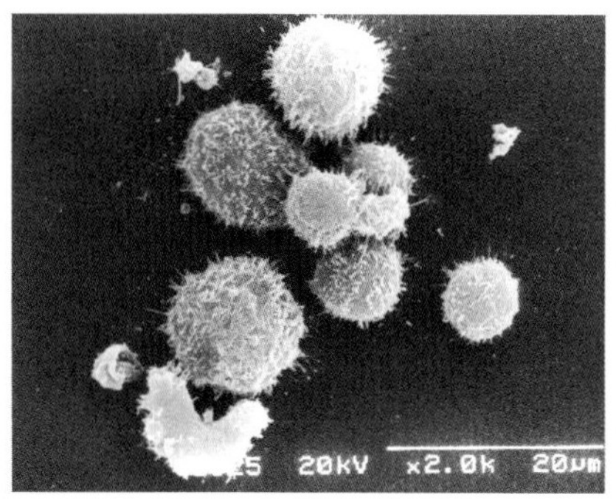

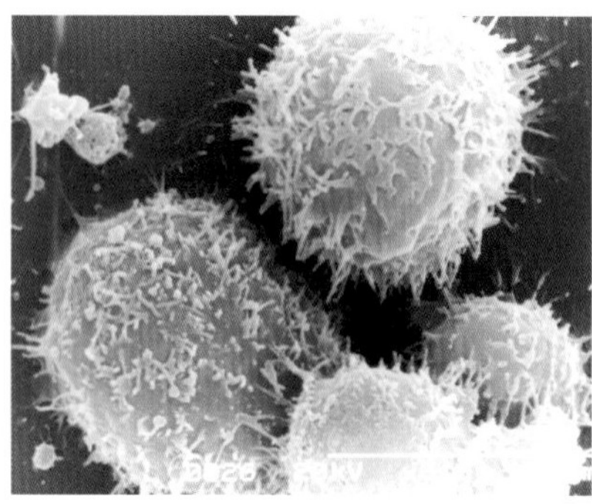

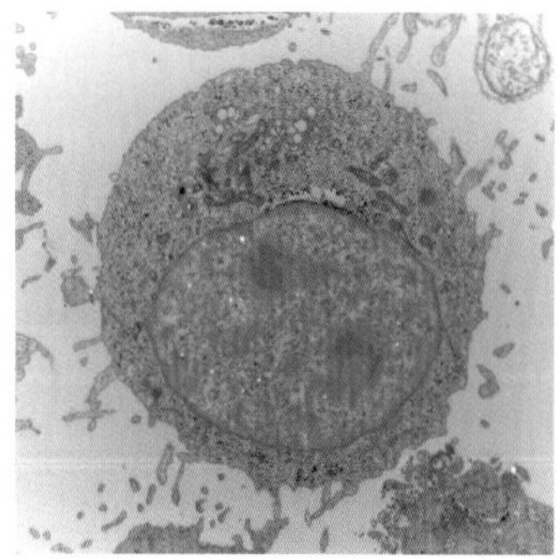

투과전자현미경(TEM)으로 관찰했을 때

암을 이기는 면역치료

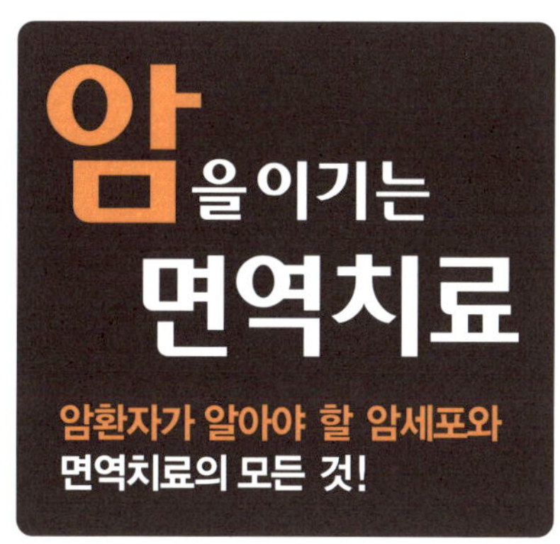

홍기웅 지음

전나무숲

암도 예방할 수 있는 질병이다

면역세포 치료법인 자가유래 활성화 T세포(CD-LAK)의 면역 치료를 처음 도입하여, 식약청으로부터 허가를 받고 시술·시행하기까지는 많은 시간이 걸렸다.

처음 시도하는 과정이므로 시행착오도 많고 반복된 실험 속에서 어려움도 있었으나 주변 분들의 도움으로 여기까지 오게 되었다.

암으로 인한 사망률은 점차 증가하고 있으며 지금도 매우 높은 비중을 차지하고 있다. 최근 건강에 대한 인식이 높아지면서 정기적인 건강검진을 통해 암의 조기 발견율은 늘어나고 있지만, 대부분의 사람들은 자신의 몸속에 생명을 단축시키는 암이 있다는 사실조차 모르는 경우가 흔하다.

암도 질병의 하나다. 암을 막는 최선의 방법은 다른 질병과 마찬
가지로 예방하여 암에 걸리지 않도록 하는 것이다.

그러니 환경적 요건이니 유전적 문제 등 다양한 이유로 인해 암
이 발생할 수 있다. 특히 식생활의 서구화, 운동량 감소, 스트레스,
약물 남용 등 현대인의 생활 패턴은 암의 발생 빈도를 더욱 증가시
키고 있다.

조기 진단으로 초기 상태에서 암을 발견한다면 최선의 치료를
통해 완치할 수 있다. 그러나 안타깝게도 이미 암 덩어리가 커져 온
몸으로 전이된 상태에서 발견되는 경우가 많다.

암환자를 치료하면서 많은 것을 느낀다. 일부 암환자들은 암에

대해 광범위한 지식을 가지고 있지만 그 깊이가 매우 얇은 경우가 많다. 그 결과 암세포들의 진행 과정과 속성들을 무시한 채 주위 사람들의 정확하지 않은 조언에 매달린다. 그 결과 적절한 치료시기를 놓쳐 마지막 단계에 이르러서야 치료법을 모색하는 경우를 보곤 한다.

암환자들은 자신의 생명과 연관되어 있으므로 자신에게 생긴 암에 대해 열심히 공부한다. 그러다 보니 의사 못지않은 지식을 가지고 있는 경우도 있다. 그러나 그 지식이 너무 피상적이라 부적절한 치료 행위를 하는 경우도 많다.

암세포는 계속 변하고 제멋대로 행동하며 영구불멸이어서 열악한 환경에서도 잘 견디고, 숙주인 환자 자신을 서서히 죽인다. 이처럼 무섭고 변화무쌍한 암에 대한 치료법은 지금까지 수없이 연구되어왔으나 아직까지도 완전치 못한 상황이다.

의과대학의 교과서 내용 중 외과수술에서 흔히 접하는 충수돌기염의 치료법은 오로지 '수술적 절제술' 밖에 없다. 이는 충수돌기염에 관한 모든 것, 즉 원인, 병에 대한 진행, 합병증, 후유증 등 모든 사실이 밝혀졌기 때문이다.

그러나 암세포는 튀는 럭비공처럼 어떻게 변형되고 진행될지 알 수 없고, 같은 암조직을 형성하는 암세포조차도 서로 다르게 나타날 수 있기 때문에 여러 가지 치료법을 동원할 수밖에 없다.

환자의 상태에 따라, 암세포의 특성에 따라 다양한 암 치료 방법이 결정되고 병의 진행 정도에 따라 스케줄도 수시로 변하게 된다. 면역학적으로 본 암세포는 일반 의사들에게도 생소한 것이 사실이다. 이 책은 일반 독자에게 다소 어려울 수 있지만 가능한 한 이해하기 쉽도록 풀어 쓰는 데 많은 시간과 노력을 기울였다.

이 책을 내는 데 많은 도움을 주신 분들께 감사드린다.

2009년 여름 홍기웅

차 례

제1장 우리 몸을 지키는 다양한 면역체계

우리 몸을 지키는
다양한 면역체계
제 1 장
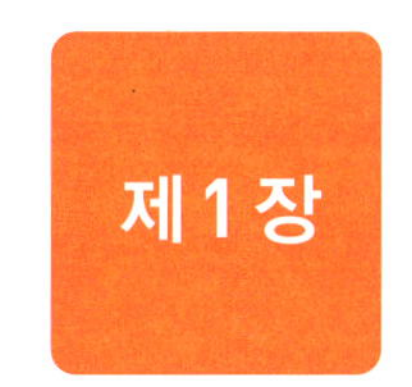

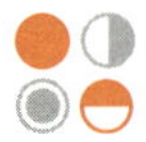

암세포와 정상세포,
무엇이 어떻게 다른가?

최초의 암, 돌연변이 세포

현대의학의 눈부신 발전에도 불구하고 왜 암은 완전히 정복하지 못했을까? 그동안 암세포의 특성과 발생 원인, 성장 과정, 치료 시 암세포에서 나타나는 여러 현상들은 많이 규명되었지만 아직까지도 미진한 부분이 많다. 특히 분자학과 유전학의 눈부신 발전으로 면역체계에 대해 많은 사실이 밝혀졌고 암세포에 대한 의문도 많이 규명되었다.

암세포는 7~8년 정도 지나야 임상적으로 진단할 수 있는 0.5cm 정도의 덩어리로 나타난다. 그 이유는 무엇일까? 10년이면 강산도 변하는데 왜 우리 몸은 몸속에서 제멋대로 자라는 암 조직을 없애려 노력하지 않는 걸까? 보통 우리 몸은 상한 음식을 먹으면 구토, 설사, 발열 등의 증상이 나타나며 몸에 불리한 조건들을 스스로 개선하고 치유하는 힘이 있다. 그런데 치명적이면서 생명까지 위협하는 암 덩어리는 왜 알아채고 제거하지 못하는 걸까? 또한 암세포와 정상세포는 기능적인 면에서 어떤 점이 다를까?

암세포는 정상세포가 돌연변이에 의해 변형된 세포로, 불리한 환경에서 세포자멸사(自滅死) 과정을 통해 죽는 정상세포와는 달리 영구불멸의 세포로 계속 자란다. 뿐만 아니라 항암치료 약제에 적응하고 내성이 생기기까지 한다.

이처럼 정상세포와 암세포는 많은 차이점이 있고 초기 발생 후 우리 몸속에서 생존하는 방식을 터득하며 면역체계를 회피하는 여러 방법들을 통해 성장하게 된다. 그리고 마침내는 수주를 죽음에까지 이르게 한다.

우선 암세포와 정상세포가 형태학적으로 어떤 점이 다른지 생각해보자.

우리는 사회생활을 할 때 정해진 규범 속에 살고 있다. 그러나 간혹 제멋대로 행동하면서 주위 사람들에게 피해를 주고 안하무인처럼 행동하는 사람들이 있다. 이들을 사회의 '암적 존재'라고 부른다. 암 조직 역시 태생은 정상 조직이지만 성장 과정을 거치면서 정상 조직에서는 볼 수 없는 차이점이 나타낸다.

정상세포는 형태학적으로 볼 때 매우 규칙적이며 나란히 배열되어 있다. 또한 이웃 세포들과 단단히 결집하며 외부의 환경에 함께 반응하고 서로 의지한다. 이들 세포는 나무가 땅에 뿌리를 내리고 하늘을 향해 가지를 뻗듯이 세포막 아래 기질■■과 연결되어 있다.

기질에는 풍부한 성장 자극 인자들이 존재하고 있기 때문에 세포들은 그 영양분을 흡수하고 자극을 받으며 살아간다. 이는 마치 나무(세포)가 지표면(기저막■■)을 경계로 땅속(기질)안으로 뿌리를 내리는 모습과 비슷하다.

설사 세포가 죽는다 하더라도 세포분열을 통해 똑같은 세포들을 만들어 지속적으로 그 형태를 유지한다. 우리 몸은 약 60조 개의 세포로 이루어져 있다. 이 중 매일 손상되거나 생명력을 다한 400억 개 이상의 세포들이 죽고 세포분열을 통해 자신과 똑같은 세포를 만든다. 죽어서 없어지는 세포들을 평생 모으면 체중보다 더 많이 나갈 것이다.

이처럼 정상세포들은 매우 규칙적으로 정해진 규범 내에서 생존하고 죽고 다시 재생된다. 그러나 세포분열 과정에 변이가 발생하면 극히 일부, 즉 400억 개 중 약 30~40개 정도의 세포는 이상을 초래하여 돌연변이 세포가 만들어진다.

■■ **기질** : 상피세포 밑에 위치하며 풍부한 영양분과 성장인자들, 혈관 그리고 많은 세포들이 있다. 상피세포들의 성장 및 유지에 절대적으로 필요한 구성물이다.

■■ **기저막** : 상피세포 하단 부위와 기질사이에 있으면서 상피세포와 기질내 성장인자들 사이의 소통하는 단백질들이 분포되어 있다.

정상세포 골격구조

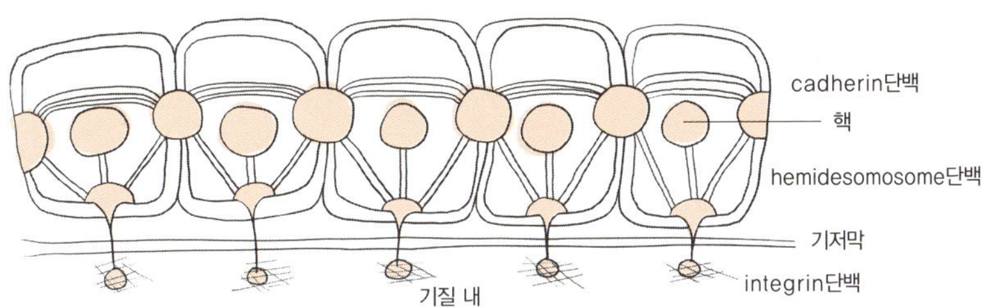

세포끼리 부착단백질로 견고하게 붙어 있으며 기질과 세포 사이에 기저막이 있어 세포가 기질 내로 들어오지 못 하게 되어 있고 부착분자로 연결되어 있다.

암세포 골격구조

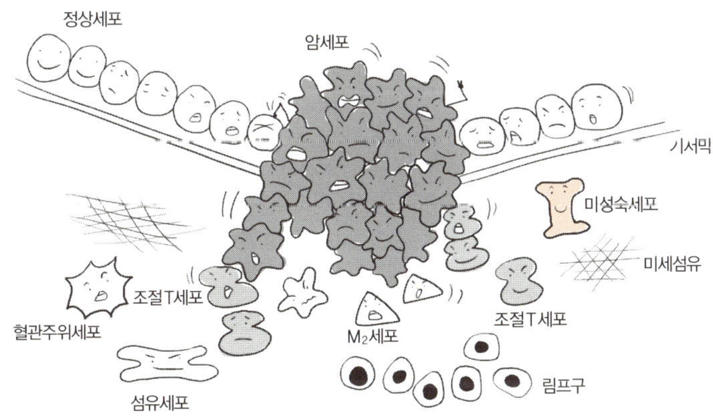

암세포들이 기저막을 파괴하여 세포끼리 강하게 부착하였던 골격이 파괴되어 있다. 암세포들이 기질 내로 파고들어가면서 암 주위에는 면역기응을 억제시키는 조절T세포, M$_2$세포, 골수유래미성숙세포 등이 모이게 된다.

세포분열 과정에 이상을 초래하는 원인은 여러 가지가 있다. 그중 가장 흔한 것이 유독성 자유 산소 래디컬에 의해 DNA 구조에 이상이 일어나는 것이다. 이 부분에 대한 구체적인 내용은 뒤에서 자세히 설명할 것이다.

이처럼 세포분열 과정에서 돌연변이가 된 세포들은 면역체계에 의해 대부분 제거되지만, 극히 일부의 세포들은 면역체계를 피해 정상적인 신체반응인 것처럼 스스로를 위장한다.

일단 암세포들이 자리를 잡고 세력을 확장하게 되면 정상세포의 구조에서는 볼 수 없는 전혀 다른 형태의 구조가 암세포와 주위 세포에 의해 만들어진다.

우선 규칙적인 세포 배열이 파괴되고 이웃 세포끼리 밀착되어 경계선이 없어지며 기저막도 파괴된다. 그 결과 암세포 조직이 지속적이고 불규칙적으로 기질 내로 파고들면서 기질 내에 있는 성장인자들과 반응하고 더욱 빠르게 자라게 된다. 또한 세력을 확장하기 위해 영양분을 공급받고 스스로 새로운 혈관을 만들어 확장해가면서 덩어리의 형태로 자라게 된다.

이처럼 암세포들이 기질 내로 파고들면 어떤 방향으로 뻗어 나갈지도 모르고 어떤 형태가 될지도 모를 만큼 불규칙적으로 자란다. 다시 말해 정상세포에서 만들어졌지만 정해진 규범을 무시하며 제멋대로 행동하고 세력을 확장한다.

이런 일이 정상세포에서 일어나면 이 세포들은 모두 세포자멸사 과정을 통해 죽는다. 그러나 암세포는 새로운 환경을 만들고 생존하면서 그 안에서 점점 세력을 넓힌다. 다시 말해 암세포는 자신만의 세계를 구축하고 확장하기 위해 정상적인 배열에서 이탈해야 한다.

죽지 않는 암세포의 탄생

그렇다면 왜 암세포들이 죽지 않는지에 대해 좀 더 자세히 살펴보자. 암세포의 형태학적 차이를 이해하기 위해서는 우리 몸에서 일어나는 만성염증 반응을 이해해야 한다. 만성염증 반응 아래서는 비정상적인 면역체계가 만들어진다. 먼저 염증 반응이 일어나면 모든 면역체계가 활성화되어 병소(병원균이 모여 있어 조직에 변화를 일으키는 자리)를 야기시키는 침입원을 제거하게 된다. 그러나 만성염증 반응이 있을 때는 국소적 면역체계만 활성화되고, 한쪽에서는 면역체계를 억제시키는 창상(상처, 신체의 손상) 치유 과정이 일어난다.

다시 말해 만성염증 반응은 면역체계 활성화보다 창상 치유 과정에 무게를 두게 되어 국소적 면역체계만 활성화되므로 침입원을 완전히 제거하지 못하게 된다. 창상 치유 과정이 왕성해지면 기질 파괴, 복구, 새로운 혈관 형성, 성장인자의 과반응과 더불어 면역세포들의 기능을 억제시키는 억제 면역세포들이 증가한다.

이와 같은 현상이 암세포와 그 주변 세포에 의해 일어나서, 정상적인 신체반응처럼 가장하고 면역체계의 감시망을 피해 암세포들이 세력을 확장할 수 있게 되는 것이다. 예를 들어 장기간 반복적으로 만성 염증 반응이 나타나는 만성 B형 간염 환자는 결국 간암에 걸릴 가능성이 높다. 이때 암세포들은 여러 종류의 사이토카인을 분비해 만성 염증 반응 환경을 조성한다. 가장 대표적인 것으로는 사이토카인 IL-10, TGF■■ 같은 단백질들이다.

이들 단백질은 면역세포 기능을 가진 M_1 대식세포(전투병 역할)를 M_2 대식세포(보수 수리를 하는 공병대 대원)로 변형시킨 후 M_2 대식세포가 분비하는 단백질 분비 효소로 기질을 파괴하고 새로운 혈관 형성을 촉진한다. 또한 암세포에서 분비되는 사이토카인 단백질에 의해 면역세포의 기능을 억제시킬 수 있는 여러 세포들, 조절T세포, 골수유래억제세포■■, 미성숙 수지상세포들을 암세포 주위에 모여들게 하여 면역세포들의 공격을 피한다. 이 같은 기질 파괴 과정에서 기질 내에 풍부하게 포함된 여러 성장인자들과 암세포들이 만나고 암세포들은 더욱 성장하게 된다.

그 결과 창상 치유 과정에서 나타나는 현상이 암세포 주위의 미세환경에서 나타나게 되고, 암세포가 기질 내로 불규칙하게 파고들어가 새로운 혈관을 만들게 되면 더욱 큰 암세포 덩어리로 발전한다.

■■ **사이토카인 IL-10, TGF** : 면역세포의 활성화를 억제시키고 그 기능을 저하시키는 물질

■■ **골수유래억제세포** : 암세포의 세력이 확장되면 골수에서 미성숙된 면역세포들을 혈액 내로 방출하도록 유도한다. 이들은 면역세포 기능은 없고 오히려 면역세포들의 기능을 억제시키고 사멸하게 만든다.

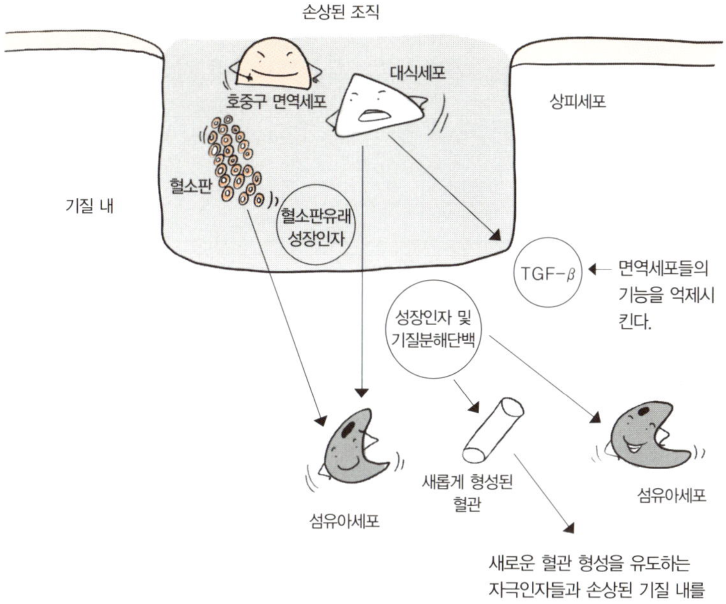

기저막이 파괴되고 세포의 연결성이 없어지면 창상 치유 과정이 시작된다. 먼저 출혈에 의한 혈소판 응고가 일어나고 내재 면역세포들이 활성화된다.

창상 감염 말기에는 대식세포가 변형되어 면역세포 기능을 잃고 기질 내 파괴를 유도시키는 MMP효소와 새로운 혈관 형성을 위한 성장인자 VEGA 그리고 성장인자 PDGF 분비로 섬유아세포 형성과 새로운 혈관 형성을 촉진시켜 창상 치유가 되도록 유도한다.

이때 대식세포는 면역세포 기능을 소실한 M_2 대식세포로 변형되어 이 같은 과정이 일어난다. 이 같은 창상 치유 과정에서 침입한 세포들이 완전히 제거되면 변형된 M_2 대식세포에서 억제인자인 TGF-β를 분비하여 면역세포들의 기능을 억제시킨다. 창상 치유 과정에서 면역세포들이 활성화되면 치유 과정이 일어나지 못하기 때문이다.

종말체를 재생하는 암세포

암세포들이 어떻게 세포자멸사 과정을 견디고 영구불멸의 세포가 되는지에 대해 생각해보자.

정상세포들은 만들어지면서 얼마나 살지 이미 결정되어 있다. 다시 말해 우리 몸을 형성하는 세포들은 정해진 기간이 지나면 세포자멸사 과정을 통해 죽고 새롭게 만들어진 똑같은 세포들로 대치되면서 몸을 구성한다. 그러나 이러한 복제과정이 지속적으로 일어나지는 않는다. DNA 배열에 종말체라는 것이 있기 때문이다. 이 종말체에는 일정한 길이가 있어서, 복제과정에서 이 길이를 다 쓰게 되면 DNA가 복제되더라도 곧 죽는다. 다시 말해 DNA 내에 있는 종말체는 세포주기의 시계 역할을 하는 단백이며, 세포들이 끝없이 분열하지 않도록 조절한다. 따라서 살아 있는 모든 생명체는 영구불멸하지 못하고 노화 현상이 일어나 늙게 되며 죽음에 이르게 된다.

그러나 암세포는 DNA 구조의 종말체 부분을 다시 재생하는 능력이 있어 지속적으로 분열할 수 있다. 그 결과 암세포들은 노화를 겪지 않고 항상 새롭고 강한 영구불멸의 세포가 되는 것이다.

또 정상세포는 세포 주변의 환경이 나빠지면 세포자멸사 과정을 통해 죽는다. 그러나 암세포는 세포자멸사 과정으로 들어가지 않도록 여러 가지 방법을 동원하여 그 환경을 이겨낸다.

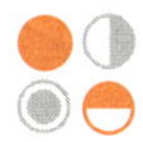

세포들을 확인하고 체포하는
면역체계

주조직적합항원과 면역세포의 공격

우리 몸은 위험요소에 늘 노출되어 있다. 이 위험요소는 세포에도 지대한 영향을 미치므로 원하지 않는 변형된 세포가 만들어질 만한 기회가 항상 존재한다. 결론적으로 우리는 병을 불러오는 침입원과 공존하므로 침입원들을 제거할 수 있는 능력이 있어야 한다. 이처럼 변형된 세포가 만들어지거나 우리 몸을 해칠 수 있는 침입원들을 감시하고 제거하는 기능을 가진 체계를 면역체계라고 한다. 면역체계는 매우 복잡하고 난해하다. 여기서는 이해를 돕기 위해 예를 들어 설명하려 한다. 면역은 우리 몸속에서 감시장치이자 방어장치의 기능을 한다. 우리 몸을 국가라고 한다면 면역체계는 감시와 치안을 담당하는 검찰이나 경찰인 동시에 적군들이 침입하면 격퇴시키는 군대인 것이다.

한 국가에 거주하는 사람들은 그 나라 사람이란 인식표를 지닌다. 미국 사람들은 피부색이 달라도 미국 국민이란 인식표, 다시 말해 'certification'이 있고 우리나라 사람들은 주민등록증을 발급 받는다. 이처럼 우리 몸을 구성하는 세포들의 인식표를 주조직적합항원(MHC)이라고 한다. 사람들마다 주민등록번호가 다르듯이 세포들마다 주조직적합항원에 실려 표지(標識, 어떤 것을 다른 것과 구별하게 하는 그 표시나 특징)되는 항원들은 다르게 나타난다.

치안을 담당하는 경찰이 검문할 때 제일 먼저 요구하는 것이 주민등록증이다. 치안을 담당하는 세포들도 우리 몸을 구성하는 세포에게 주조직적합항원 단백질이란 인식표를 요구하고 이상 유무를 확인한다.

치안을 담당하는 경찰은 주민등록증이 변조되었거나 없을 때, 또는 엉뚱한 인식표를 제시할 때 그 사람을 붙잡아서 구금한다. 이와 마찬가지로 치안을 담당하는 면역세포들은 모든 세포들을 감시하고 주조직적합항원이라는 단백질 인식표를 확인하여 이상이 있을 때는 그 세포들을 붙잡아 제거한다. 예를 들어 B형에게 A형 혈액을 수혈하면 주조직적합항원이 다르므로 자기 세포가 아닌 것으로 인식하고 즉시 공격한다. 그 결과 A형의 피를 수혈한 B형 사람은 자신을 지키는 면역세포들의 공격으로 죽을 수도 있다.

그래서 콩팥을 이식할 때 주는 사람과 받는 사람의 인식표, 다시 말해 주조직적합항원 단백질이 어느 정도 일치해야 이식 수술 후 거부반응이 일어나지 않는다. 즉, 이식수술을 받은 수혜자의 면역세포들이 이식을 받은 장기의 세포를 자기 세포라고 인식해야만 공격하지 않는다는 말이다.

면역세포들의 치열한 싸움, 염증반응

면역세포들은 그 종류가 다양하다. 군대에도 전방위 공격부대가 있는가 하면 첩보부대, 지원부대 등 다양한 부대들이 존재하고 이 부대들은 다시 육군, 공군, 해군 등으로 나눌 수 있다. 면역체계도 군대처럼 다양한 역할을 하고 있으며, 여러 종류의 면역세포로 구성되어 있다.

감시체계에서 침입원을 감지하게 되면 감시체계에 동원된 부대들이 공격하게 되고 군부대끼리 연락을 취해 더 많은 아군을 모아 침입원을 제거하게 된다.

이와 마찬가지로 면역체계에 동원되는 면역세포들은 우선 침입원이 자기 인식표와 동일한지 확인하고, 그렇지 않으면 즉시 붙잡아 주위 면역세포에 침입원이 있다는 사실을 알리게 된다. 이때 면역세포들은 침입원과 싸우면서 동시에 좀 더 많은 면역세포들을 동원하기 위해 연락을 취하고 도움을 청하게 된다. 이것이 염증반응이다. 이 반응을 통해 면역세포들은 침입원이 있는 곳으로 재빨리 집결하게 되고 침입원들과 치열하게 싸움을 벌인다.

그런데 군대에서 침입원이 있는 쪽으로 지원 병력을 급파하기 위해 수송수단이 필요하듯 면역세포들이 집결하기 위해서도 수송수단이 필요하다. 우리 몸에서 수송수단의 역할을 하는 것이 핏줄이다. 이때 수송을 원활하게 하기 위해 혈관이 확장되고, 혈관의 투과성이 증가되며, 면역세포들이 조직 사이로 쉽게 이동할 수 있도록 조직액이 나와 침입원들과 싸울 수 있게 된다. 결국 염증이 생긴 부위는 혈관이 확장되어 붉어지고 뜨끈뜨끈하게 열이 난다. 또한 침입원과 면역세포의 싸움으로 그 부위는 압통과 동통을 호소하게 된다.

면역체계의 다양한 활약

우리 몸의 핏속에는 많은 면역세포들이 존재한다. 이 면역세포들을 침입원이 있는 곳으로 모이게 하는 것이 케모카인(chemokine)이란 부착단백질이다. 침입원이 있는 쪽의 혈관내상피세포 ■■에서 케모

■■ **혈관내상피세포** : 혈관벽에 분포한 상피세포. 염증반응이 시작되면 변화를 겪기 시작하면서 많은 면역세포들을 불러 모은다.

카인이 많이 나타나면 순환하고 있던 면역세포들이 이 부착분자들과 반응하여 그곳으로 모이게 된다. 정상 상태의 혈관벽에 있는 세포들은 부착단백질인 케모카인이 나타나지 않는다. 그러나 면역세포들이 감시장치를 통해 침입원을 잡아먹으면 즉시 사이토카인이라는 단백질 물질을 만든다.

사이토카인은 TNF, IL-1■■ 같은 단백질 물질이다. 이들에 의해 주위에 있는 혈관내상피세포에서 부착단백질들이 증가되면 즉시 면역세포들이 침입한 조직 내로 모인다. 이처럼 침입원을 초기에 인식하고 공격하는 면역체계를 **내재면역체계**라고 한다. 군대로 비유하면 전방위 군부대로, 항상 감시체계를 유지하고 침입하는 적군을 제거하는 기능을 한다.

전쟁터에서는 적군들과 직접 싸우는 부대가 있는가 하면 그들을 지원하고 적군들이 일으키는 문제점을 해결하는 부대도 있다. 더 나이기서는 적들을 쉽게 노출시키고 포위해서 아군 병사들이 적을 쉽게 제압하도록 도와주는 부대도 필요하다.

면역체계에서도 이와 비슷한 양상을 보인다. 침입원들과 직접 싸우는 **세포성 면역체계**가 있는가 하면 침입원들이 만들어내는 독소 등

■■ TNF, IL-1 : 이들은 대식세포 같은 면역세포들이 침입원을 포식한 뒤 면역세포인 대식세포 등에서 만들어 밖으로 분비하는 사이토카인이다. 이들에 의해 염증반응이 야기된다. 그 결과 혈관벽 상피세포나 면역세포들의 표지분자 내에 부착단백질 발현이 증가되어 침입원이 있는 곳으로 면역세포들을 모으고 또한 혈관벽의 투과력을 증강시켜 쉽게 면역세포들이 침입원이 있는 조직 내로 흘러들어가게 유도한다. 그 결과 붓고 열이 나고 압통이 있으며 혈관 확장으로 뜨끈뜨끈하고 붉게 나타나게 된다.

을 제거하고 침입원과 결합하여 면역세포들이 쉽게 공격할 수 있도록 도와주는 **체액성 면역체계**도 있다.

　내재성, 세포성 면역체계에 동원되는 가장 대표적인 면역세포로는 **대식세포, 백혈구의 호중구, 자연살해세포(NK세포), $\gamma\delta$T세포**[■■] 등이 있다. 그리고 적응 면역체계에 동원되는 면역세포들은 주로 림프구에 의해 일어나고 이들은 항원제시 전문세포인 수지상세포, 대식세포 등에 의해 활성화된다.

혈액	혈장	항체
		보체
	혈구	a) 내재면역세포
		①다핵세포(백혈구) – 호중구 세포
		②단핵세포 – 대식세포, 수지상세포
		③자연살해세포 – NK세포
		④$\gamma\delta$ T세포
		b) 적응면역세포
		림프구 – T세포 ①도움T세포(CD4T세포)
		②세포독성T세포(CD8T세포)
		③조절T세포(Treg세포)
		림프구 – B세포 – 항체 형성

■■ $\gamma\delta$T세포(델타감마 T세포) : 내재면역에서 침입원들을 제거하는 면역세포들로 비특이적 항원 반응으로 침입원들을 제거한다.

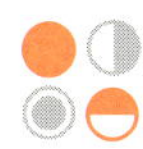

침입원을 즉시 공격하는
전방위 공격부대, 내재면역

대식세포가 지원군을 부르는 방법

내재면역체계에 대해 좀 더 자세히 살펴보자. 이 체계는 모든 생물체에서 나타나는 면역체계로, 생존하는 생물체들이 자기 자신을 보호하기 위한 수단이다. 인간도 진화 과정을 통해 형성된 생물체이므로 다른 생물체처럼 내재면역체계를 가지고 있다. 이 내재면역체계에서는 인식표가 다른 세포들은 무조건 공격하여 없애버린다.

앞서 언급했듯이 침입원이 박테리아인 경우 그 인식표가 인간 세포와 전혀 다르므로 내재면역세포인 대식세포, 호중구 등이 먼저 공격한다. 일단 대식세포 등이 침입원을 붙잡아 죽인 후 잡아먹게 된다(phagocytosis). 그 결과 대식세포들은 활성화 과정이 일어나게 되고 사이토카인이라는 단백질 물질을 만든 후, 이를 세포 밖으로 내보내 주위에 있는 면역세포들에게 침입원이 있다는 사실을 알리고 면역세포들을 모은다.

면역세포들을 모으는 방법은 다음과 같다. 부착분자들을 침입원 가까이에 있는 혈관내상피세포에서 많이 나타나게 하고 주위의 면역세포들, 예를 들어 호중구 같은 백혈구 표면에 부착단백질과 반응하는 표지분자들을 만들어 혈관내상피세포에서 만들어진 부착분자들과 반응할 수 있도록 한다.

그 결과 침입원이 있는 혈관 쪽으로 면역세포들이 달라붙으면서 침입원 쪽으로 모이게 된다. 이때 혈관벽에도 많은 변화가 일어나서 면역세포들이 침입원 쪽으로 쉽게 모일 수 있도록 도와준다. 이 같은 반응을 염증반응이라고 한다. 이 염증반응이 없으면 면역체계가 활성화되지 않고 침입원들과 면역세포들 사이의 싸움도 일어나지 않는다. 그러므로 면역체계의 활성화에서 **염증반응**은 매우 중요하다.

이 싸움터에서 죽은 호중구들은 백혈구들이므로 고름 색깔이 흰색이 된다. 다시 말해 고름이란 내재면역반응으로 면역세포들이 죽어서 만들어진 부산물인 것이다. 이 같은 과정을 통해 침입원을 완전히 물리치면 다시 정상적인 면역체계로 돌아가게 된다. 그러나 침입원의 공격이 너무 강해 내재면역세포들이 힘에 부치면 다른 면역체계의 도움을 청하게 된다. 이 면역체계를 **적응면역체계**라고 하는데, 주로 T세포들로 이루어져 있다.

손상된 세포의 MIC-L 단백질

내재면역에 동원되는 면역세포들은 각기 다른 방법으로 침입원을 감시하고 공격한다. 자연살해세포(NK세포)와 $\gamma\delta$ T세포들은 많이 손상된 세포가 발현시키는 MIC-L■■과 같은 단백질을 포착하고 공격해 침입원이 확산되지 않도록 한다.

바이러스에 감염된 세포나 암세포 같은 세포들 역시 MIC-L 같은 단백질 표지분자들을 많이 만드는데, 이들 역시 $\gamma\delta$ T세포들과 NK세포들의 공격으로 소멸된다. 또한 암세포 같은 경우에는 면역세포들의 공격을 피하기 위해 자기 인식표인 주조직적합항원 단백질을 만들지 않는데, 이 경우 자연살해세포(NK세포)가 암세포들을 공격하여 죽여버린다. 다시 말해 암세포들은 자기를 표시하는 주민등록증을 제시하지 못하는 경우가 있다는 이야기다. 또 체액성 면역체계의 중심인 항체가 보체의 도움으로 침입원과 결합하게 되면 NK

■■ MIC-L : 분자구조상 Class I MHC 단백질과 비슷하다. 표지분자로 MIC-L 단백질을 많이 발현한다. 손상된 세포나 상피세포들은 소장 끝 부위에 손상이 있으면 소장 상피세포들의 표지분자 형태로 MIC-L 단백질이 많이 나타나게 되어 자기 자신이 손상받았다고 표지한다.

세포가 가지고 있는 항체 수용체를 이용하여 쉽게 그 침입원을 죽인다. 이러한 과정을 ADCC(antigen-dependent Cytotoxicity)라고 칭하며, 암치료 시 표적치료제(MoAB)를 이용한 뒤 활성화된 자연살해 세포들을 투여하면 좀 더 쉽게 암세포를 제거할 수 있게 된다.

또 다른 내재면역세포인 $\gamma\delta$ T세포도 **MIC-L 단백질 표지분자**들과 반응해 스트레스를 많이 받은 변형세포들을 죽인다.

그러나 이들 세포는 NK세포와 달리 자기 인식표를 발현하지 않는 세포나 항체와 반응하는 항체 수용체를 이용하여 침입원을 제거하는 기능이 없다. 이 면역세포들은 자기 인식표를 표시하는 변형된 세포들과 싸우는 기능만 있기 때문이다. 이들 세포는 손상받은 세포들을 살해하면서 이들 세포 내에서 사이토카인 IFN-r ■■을 만들어 분비한다. 그 결과 주위 면역세포들을 더욱 활성화시켜서 침입원들과 싸우도록 독려한다.

이처럼 내재면역체계는 침입원에 대한 1차적 공격체계로, 특정 침입원만 공격하는 것이 아니라 비특이적 침입원을 포함한 모든 것들을

■■ **사이토카인 IFN-r** : 활성화된 T세포들에서 분비되는 사이토카인으로 많은 면역세포들의 활성화를 유도한다. 다시 말해 사이토카인 IFN-r의 농도가 증가하게 되면 적응면역의 가교 역할을 하는 수지상세포들로 활성화되고 T세포들의 세포독성물질 형성도 촉진되어서 적응면역세포들의 활성화가 증가된다. 즉, 사이토카인 IFN-r 농도가 증가하면 면역세포들의 기능도 증가되었다는 것을 의미한다.

■■ **보체** : 체액성 면역체계의 일원으로 항체와 서로 반응하여 '보체 : 항체 복합체'를 형성하여 대식세포나 자연살해세포 같은 면역세포들의 표지분자로 발현된 항체수용체와 반응한다. 이들 면역세포들은 침입원벽에 보체:항체 복합체가 달라붙은 상태를 쉽게 찾아내게 된다. 이처럼 특정면역세포들이 항체:보체 복합체와 반응하여 침입원들을 쉽게 제거하도록 유도한다.

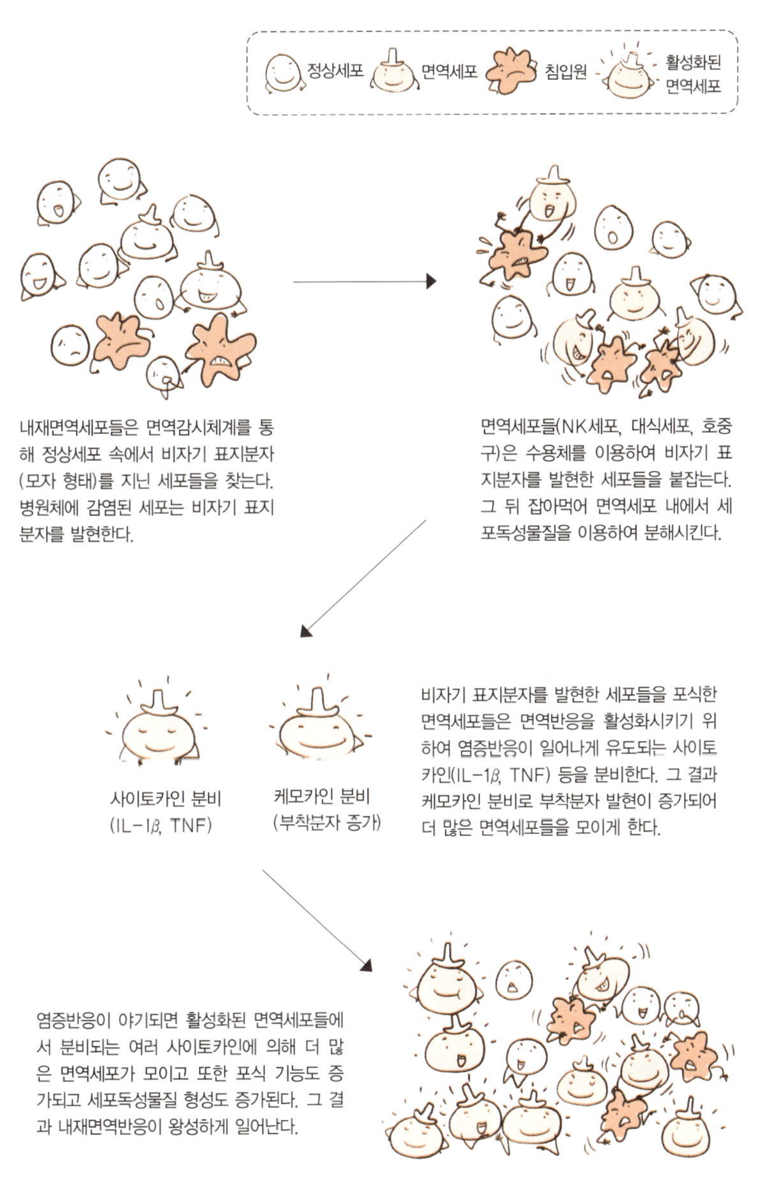

내재면역세포들은 면역감시체계를 통해 정상세포 속에서 비자기 표지분자 (모자 형태)를 지닌 세포들을 찾는다. 병원체에 감염된 세포는 비자기 표지분자를 발현한다.

면역세포들(NK세포, 대식세포, 호중구)은 수용체를 이용하여 비자기 표지분자를 발현한 세포들을 붙잡는다. 그 뒤 잡아먹어 면역세포 내에서 세포독성물질을 이용하여 분해시킨다.

비자기 표지분자를 발현한 세포들을 포식한 면역세포들은 면역반응을 활성화시키기 위하여 염증반응이 일어나게 유도되는 사이토카인(IL-1β, TNF) 등을 분비한다. 그 결과 케모카인 분비로 부착분자 발현이 증가되어 더 많은 면역세포들을 모이게 한다.

염증반응이 야기되면 활성화된 면역세포들에서 분비되는 여러 사이토카인에 의해 더 많은 면역세포가 모이고 또한 포식 기능도 증가되고 세포독성물질 형성도 증가된다. 그 결과 내재면역반응이 왕성하게 일어난다.

공격한다. 즉, 침입원이 보이면 즉시 공격하는 전방위 공격 부대이며, 이때 체액성 면역체계인 항체, 보체■■ 등으로 공격 능력이 더욱 향상된다.

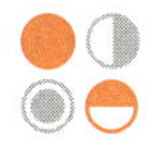

진화된 생물체에게만 있는
정예특수부대, 적응면역

항원제시전문세포의 도움을 받는 T세포

적응면역체계는 면역세포 중 T세포로 이루어져 있다. 이 적응면역체계는 내재면역체계와 달리 특정 침입원을 대상으로 싸우는 면역체계다. 이 체계는 진화된 면역체계로, 모든 생물체 중 소수의 진화된 생물체에서만 나타난다.

내재면역체계가 일반 전방위 군대라면 적응면역체계는 특정 교육을 받고 특정 침입원들만 공격할 수 있는 정예부대, 즉 특전사나 공수부대 같은 특수부대인 것이다.

　내재면역체계에서 침입원을 완전히 제거하지 못하면 적응면역체계의 중심이 되는 T세포들이 특정 침입원들을 선택적으로 공격하여 살해한다. 그런데 이 T세포들은 처음부터 특정 침입원을 인지할 수 있는 능력이 없다. 이들은 **항원제시전문세포**로부터 침입원의 특징을 배워서 그들을 인지하고 공격하게 된다. 항원이라는 것은 침입원에서만 나타나는 특정 단백질으로, 항원을 인지해야 침입원을 인지한다.

　알레르기 반응이 일어날 때, 이 알레르기 반응을 일으키는 것을 항원이라고 한다. 꽃가루에 의한 알레르기성 비염의 경우 꽃가루가 항원이 되고, 집 먼지 진드기도 항원이 되어 천식을 유발한다. T세포에 침입원의 항원을 전문적으로 알려주는 세포들을 **항원제시전문세포**라 하는데, 가장 대표적인 세포로는 **수지상세포**■■가 있다.

　이 항원제시전문세포들은 내재면역과 적응면역을 연결하는 가교 역할을 하는 면역세포로, 적응면역체계의 활성화를 처음 유도하는 역할을 한다. 적응면역세포인 T세포들을 훈련시키고 침입원을 인지시키는 교관과 같은 것이다.

　이 같은 항원제시전문기능을 가진 세포들은 수지상세포뿐만 아니

■■ **수지상세포** : 대식세포의 일종으로 내재면역계에서 침입원을 포식한 뒤 침입원이 가지고 있는 특정 단백질, 다시 말해 항원을 인지하여 주조직적합항원 단백질에 실어서 이 침입원의 특정 항원을 표지하는 항원제시전문세포들 중 가장 대표적인 세포이다. 이 세포들에 의해 T세포들이 특정 항원을 인지할 수 있는 능력을 가지게 되어 침입원들을 제거하게 된다.

라 대식세포, B세포^{■■} 등이 있는데, 그중 수지상세포가 항원을 제시하고 T세포들과 반응하여 특정 침입원을 인식하는 능력이 가장 좋다.

이 항원제시전문세포들은 내재면역세포의 기능을 가지고 있다. 내재면역세포인 대식세포처럼 수지상세포들도 침입원을 잡아먹는다. 그 후 수지상세포들은 여러 단계에 거쳐 잡아먹은 침입원들을 분해하고 그들에게만 나타나는 특정 항원 단백질을 주조직적합항원 단백질에 실어서 세포벽으로 표지하게 된다.

이 같은 과정은 교관들이 특수부대 요원을 교육하기 위해 침입한 적군들을 붙잡아 분석하여 그들의 특징을 파악하는 것이며, 이런 과정을 통해 얻은 자료를 특수요원들에게 교육시켜 그 요원들이 침입한 적군을 색출하여 제거하게 하는 것과 같다. 이들 특수요원은 다른 일은 하지 않고 특정한 침입원들만 색출하고 제거하는데, 이와 같은 기능을 가진 면역세포들이 T세포들이다.

피의 성분과 면역체계의 변화

우리 몸속에 있는 피의 성분은 맑은 액체로 된 혈청과 밑으로 가라앉은 핏덩어리로 구성되어 있다. 핏덩어리 안에는 적혈구, 혈소판, 백혈구 등 많은 세포들이 들어 있다.

■■ **B세포** : T세포들이 적응면역에 관여하는 면역세포인 반면 B세포들은 항체를 만들어 체액성 면역체계를 유지시키는 면역세포이며 림프구의 일종이다.

핏덩어리 안에는 백혈구가 대부분을 차지한다. 백혈구는 정상적이고 건강한 상태에서는 호중구가 60~70%를 차지하고 있는데, 이 호중구는 침입한 병원체들을 1차적으로 제거하는 기능을 가진 내재면역세포들이다.

약 20% 정도 차지하는 림프구는 T세포, B세포로 이루어져 있다. 이 T세포들이 적응면역의 주역을 담당하는 면역세포이고, B세포들은 항체를 만들어 침입한 병원체들을 제거하는 데 큰 역할을 한다.

또한 10~15% 정도는 단구세포들이 차지하는데, 대식세포, 수지상세포들이 여기에 속한다. 수지상세포는 내재면역체계에서 면역세포 기능뿐만 아니라 적응면역체계를 연결하는 가교 역할을 하는 면역세포이다. 그 외에 알레르기 반응에서 증가하는 염기구 같은 백혈구가 1~3% 정도 차지하고 있다.

이처럼 림프구는 백혈구의 일종으로 염증반응 초기에는 내재면역에 관여하는 호중구가 급속히 팽창되지만, 급성기를 지나 아급성(급성과 만성의 중간 성질) 시기로 넘어가면서부터는 호중구들은 떨어지고 단구나 림프구 수가 급격히 증가하는 것을 볼 수 있다. 다시 말해 내재면역체계에서 적응면역체계로 넘어가는 것이다.

아직 교육받지 못한 미성숙 T세포

다른 혈구들처럼 림프구도 골수에서 만들어진다. 그 후 T세포들은 흉선이라는 특정 장기로 들어가 여러 단계를 거쳐 '미성숙 T세포'가 된다. T세포들이 가지고 있는 항원과 결합하는 항원 수용체는 이 흉선에서 다양해진다.

또한 이 T세포들이 활성화되어 자기 인식표를 가진 정상세포들을 공격하면 안 되기 때문에 자기 인식표(고유 주조직적합항원 단백질)를 너무 강하게 인지하지 않도록 교육을 받는다.

우리 몸속에 침입원이 들어오면 정상세포들이 감염된다. 감염된 세포들은 고유의 주조직적합항원 단백질을 감염시킨 침입원의 요소를 밖으로 노출한다. 이런 경우 T세포들이 감염된 세포들을 공격하기 위해서는 주조직적합항원 단백질에 실려 노출된 항원을 찾아야 한다. 즉, T세포들은 고유한 주조직적합항원 단백질을 인지할 수 있는 능력이 있어야만 감염된 세포들을 공격할 수 있다.

미성숙 T세포란 아직 침입원에서 만들어진 항원과의 반응이 없는 T세포로서, 침입원의 특정 항원을 인지할 수 있는 능력이 되면 직응 면역세포라는 기능을 수행할 수 있게 된다. 결국 미성숙 T세포는 아직 교육을 마치지 않아서 특수 임무를 모르는 특수부대 훈련병과 같은 것이다. T세포들이 너무 강하게 자기 자신의 주조직적합항원 단백질에 반응하게 되면 정상세포들을 공격하게 되어 자가면역질환, 예를 들어 류머티즘성 관절염 같은 질환들을 만들게 된다.

그렇다면 수지상세포는 어떻게 T세포에 침입원을 인지하는 방법을 가르칠까?

우선 침입원을 잡아먹는 수지상세포들은 세포 내 단백질 분해 과정을 통해 침입원의 단백질들을 잘게 부순다. 그 뒤 이들을 세포 자체의 단백질 공장에서 만들어지는 주조직적합항원 단백질에 실어서 수지상세포벽으로 표지하게 된다. 이처럼 항원 제시 능력을 가진 수지상세포를 성숙 수지상세포라고 한다. 다시 말해 침입원을 완전히 파악할 수 있을 뿐 아니라 특수부대 훈련병인 T세포들을 교육시킬 수 있는 교관이다. 이 성숙 수지상세포들은 T세포들이 모여 있는 림프절로 들어가서 48시간 머문다. 이때 침입원 항원에 반응할 수 있는 수용체를 가진 T세포들을 찾는다. 보통 1만 개 중 1개의 T세포는 이처럼 성숙 수지상세포가 제시하는 항원과 반응할 수 있는 항원 수용체를 가지고 있다.

다시 말해 T세포의 항원 수용체는 매우 다양하기 때문에 수많은 항원들과 반응이 일어날 수 있다. 이 같은 다양성은 T세포가 흉선에서 자라면서 얻게 되는 것이다.

교육된 T세포의 활발한 공격 활동

성숙 수지상세포라는 교관은 자기와 맞는 T세포를 선택해서 그 T세포만 교육을 시킨다. 다시 말해 1만 개 중 1개의 T세포만이 교관인 수지상세포에게 선택을 받아 특수 임무를 수행할 수 있는 교육을 받게 되는 것이다.

예를 들어 수지상세포에서 ClassI MHC분자에 항원을 실어 표지분자로 발현하는 경우

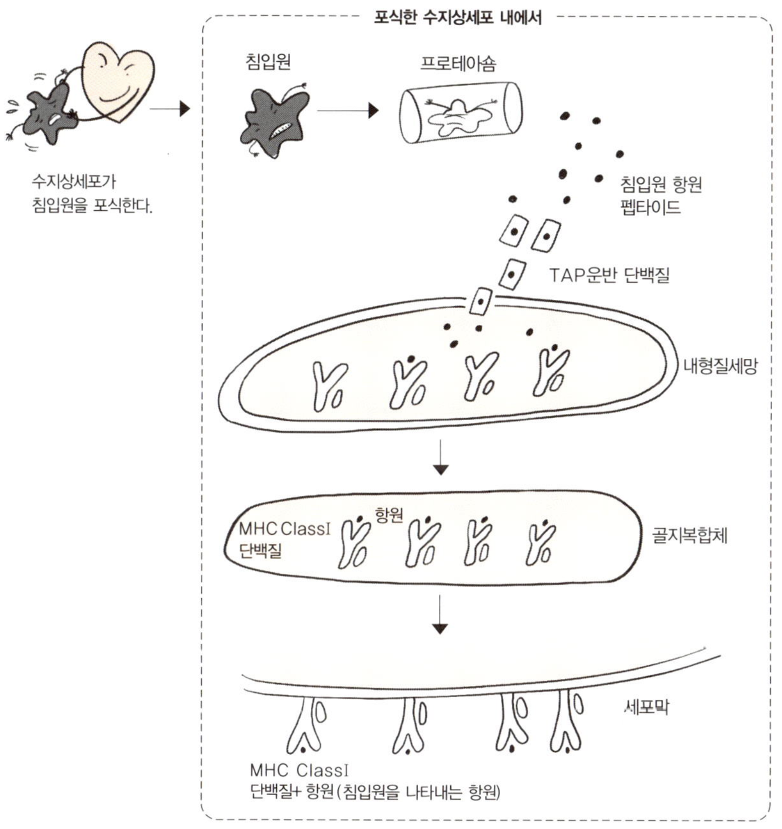

1. 수지상세포들이 침입한 병원체들을 포식한다.
2. 수지상세포들의 세포질에서 프로테아솜을 이용하여 병원체를 잘게 부숴 병원체를 나타내는 특이항원을 만든다.
3. 이 특이항원을 수지상세포벽에 노출시키기 위해 내형질세망에서 모든 사람들에서 각자 다르게 나타내는 고유 주조직적합항원단백질(classI MHC 단백질)을 만들게 되고 그 주조직적합항원단백질(classI MHC 단백질)에 병원체에서 만들어진 특이항원이 결합하게 된다.
4. 그 뒤 골지복합체를 통해 수지상세포 표지분자로 노출하게 된다.

일단 성숙 수지상세포가 T세포에서 항원을 제시하고 항원 수용체가 반응하면 이들 두 면역세포들은 급격히 가깝게 밀착되면서 공동의 자극인자를 교환한다. 이 공동 자극인자는 T세포들이 활성화되기 위한 필수조건이다. 이 같은 과정을 통해 T세포들은 특정 항원에 반응할 수 있는 면역세포가 되면서 드디어 활성화되어 싸울 준비를 하게 되는 것이다.

그러나 이처럼 교육받은 T세포들은 침입원보다 그 수가 훨씬 적다. 따라서 침입원에서 만들어진 특정 항원을 인지할 수 있는 똑같은 T세포들을 순간적으로 많이 복제할 필요가 있다.

성숙 수지상세포에 의해 미성숙 T세포에서 면역세포로 기능할 수 있게 된 활성화된 T세포들은 세포 내에서 특수한 사이토카인인 IL-2■■를 만들어 분비한다. 이렇게 분비된 사이토카인 IL-2와 활성화된 T세포가 다시 반응을 일으키게 되는 것이다. 그 결과 특정 침입원에 의해 만들어진 항원에 반응을 일으킬 수 있는 T세포들이 폭발적으로 복제되어 그 수가 급격히 늘어난다(사이토카인 IL-2의 분비와 자기 자신이 다시 반응하는 과정을 자가분비반응(autocrine reaction)이라 하고 이 반응으로 자기 자신과 똑같은 세포들이 복제되는 과정을 클론 확장이라고 한다).

■■ **사이토카인 IL-2** : 사이토카인 IL-2는 T세포들이 클론 확장(똑같은 세포들을 순간적으로 증폭시키는 방법)을 하는 데 절대적으로 필요한 물질이다. T세포들은 자가분비방식(autocrine)으로 사이토카인 IL-2를 만들어 분비하고 자신이 가지고 있는 사이토카인 IL-2 수용체를 이용해 클론 확장을 유도한다.

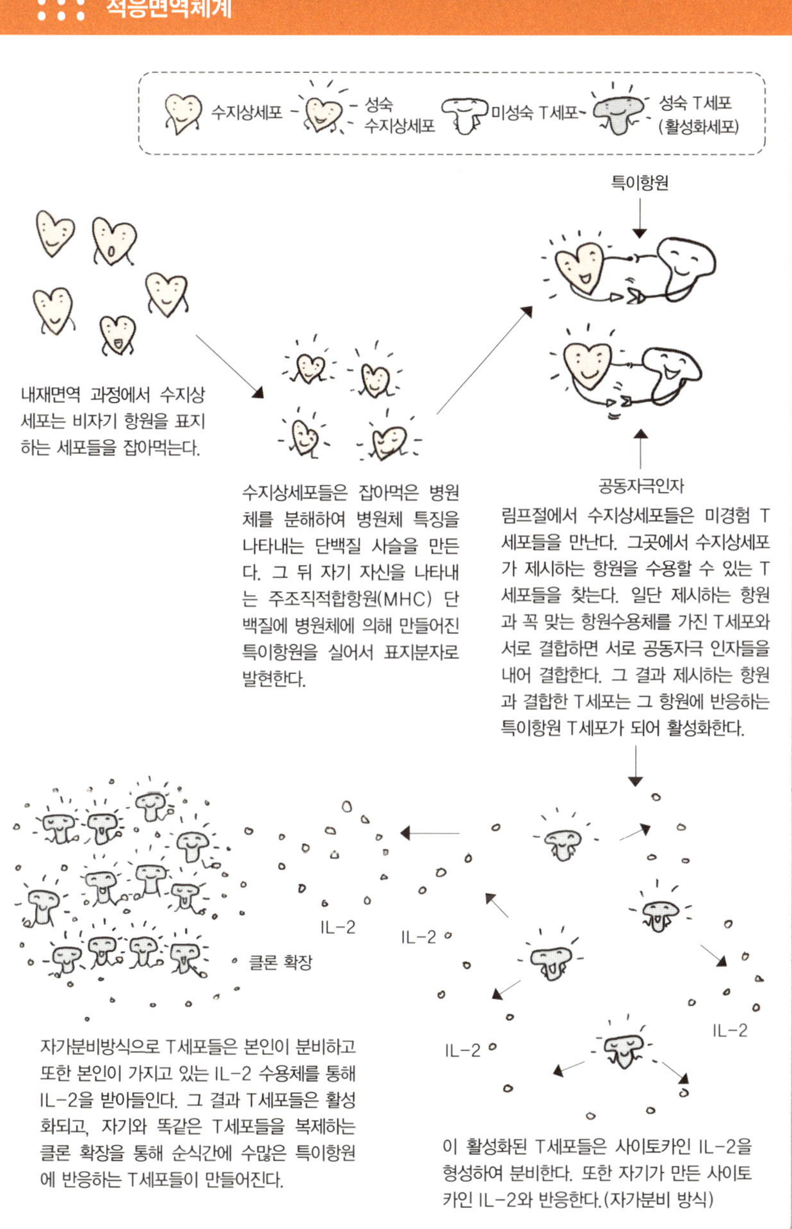

내재면역 과정에서 수지상세포는 비자기 항원을 표지하는 세포들을 잡아먹는다.

수지상세포들은 잡아먹은 병원체를 분해하여 병원체 특징을 나타내는 단백질 사슬을 만든다. 그 뒤 자기 자신을 나타내는 주조직적합항원(MHC) 단백질에 병원체에 의해 만들어진 특이항원을 실어서 표지분자로 발현한다.

림프절에서 수지상세포들은 미경험 T세포들을 만난다. 그곳에서 수지상세포가 제시하는 항원을 수용할 수 있는 T세포들을 찾는다. 일단 제시하는 항원과 꼭 맞는 항원수용체를 가진 T세포와 서로 결합하면 서로 공동자극 인자들을 내어 결합한다. 그 결과 제시하는 항원과 결합한 T세포는 그 항원에 반응하는 특이항원 T세포가 되어 활성화한다.

자가분비방식으로 T세포들은 본인이 분비하고 또한 본인이 가지고 있는 IL-2 수용체를 통해 IL-2을 받아들인다. 그 결과 T세포들은 활성화되고, 자기와 똑같은 T세포들을 복제하는 클론 확장을 통해 순식간에 수많은 특이항원에 반응하는 T세포들이 만들어진다.

이 활성화된 T세포들은 사이토카인 IL-2을 형성하여 분비한다. 또한 자기가 만든 사이토카인 IL-2와 반응한다. (자가분비 방식)

이와 같은 과정을 통해 침입원에만 대항할 수 있는 특수부대요원인 T세포들은 특정 침입원의 항원을 나타내는 세포들만 선택적으로 찾아내어 죽인다. 그래서 이 면역체계를 **적응면역체계**라고 부른다.

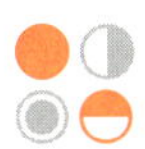

T세포의 이중적 역할과
B세포의 예방접종

같은 특수부대 내에 소속되어 있더라도 부대원의 임무는 각기 다르듯이, T세포들도 다시 나뉘어 서로 다른 기능을 한다. 특수부대원들은 겉으로 드러나는 복장은 다르지만 같은 교관에 의해 교육을 받게 된다.

T세포에는 여러 종류가 있다. 먼저 밖으로 표지하는 표지분자 CD4, CD8을 나타내는 두 그룹이 있다. 이 표지분자 CD4를 나타내는 T세포를 도움T세포라 하고, 표지분자 CD8을 나타내는 T세포를 세포독성T세포(CTL세포)라고 한다. 그 외에도 조절T세포들이 있다.

정상적인 상태의 T세포들은 60% 이상이 도움T세포로 구성되어 있다. 도움T세포는 CD4라는 표지분자를 가지고 있어서 수지상세포에서 발현되는 주조직적합항원II 단백질과 반응하여 미성숙 도움T세포들을 활성화시킨다.

이 활성화된 도움T세포들은 다시 두 종류로 나뉜다. 그중 하나인 도움T$_1$세포■■는 침입원을 찾아 죽일 수 있는 기능을 가진 CD8 T세포(CTL 세포)를 활성화시킨다. 적응면역체계의 선봉장 역할을 하는 CD8 T세포를 도와서 세포성 면역체계를 활성화시키는 것이다.

반면 다른 도움T$_2$세포는 다른 림프구인 B세포를 도와 침입원에 대항할 수 있는 특정 항체를 만들도록 도와준다. 즉, **도움T$_1$세포**는 CD8 T세포를 도와 적응면역체계의 면역세포체계를 이루고 **도움T$_2$세포**는 B세포를 도와 침입원에 대응하는 특정 항체를 만들도록 유도하므로 체액성 면역체계(항체 · 보체에 의한 면역체계)를 유지하게 하는 중요한 면역세포이다.

이처럼 도움T세포들은 다른 적응면역세포들을 도와 강하고 빠르게 침입원들을 제거한다. 이들의 기능이 상실되면 적응면역체계는 활성화되지 않는다. 가장 좋은 예가 에이즈 질환에 의한 후천성 면역결핍증으로, 이 도움T세포들이 파괴되어 발병하는 것이다.

■■ **도움T$_1$세포** : 표지분자 CD4를 가지고 있으면서 항원제시전문세포인 수지상세포의 표지분자인 Class II 주조직적합항원 단백질과 반응하는 T세포를 말한다. 이들은 CD8 T세포들을 활성화시키거나 B세포들과 반응하여 특정 항체 형성을 촉진시킨다. 다시 말해 다른 T세포나 B세포들을 도와서 그들을 활성화시키기 때문에 도움T세포라 칭하게 된다.

나머지 30%를 차지하는 CD8 T세포(CTL)는 직접 침입원을 찾아서 죽이는 역할을 하는 적응면역체계의 선봉장 역할을 한다. 이들이 미성숙 상태에서 수지상세포에 의해 활성화될 때, 수지상세포가 제시하는 주조직적합항원I 단백질과 반응하는 CD8 표지분자를 가지고 있어 CD8 T세포라고 한다. 이들 세포들 역시 내재면역세포인 NK세포처럼 침입원을 색출하고 붙잡는 즉시 침입원을 죽이는 기능을 한다. 적응면역체계에서 볼 때 CD8 T세포, CD4 Th_1(도움T_1세포)은 세포성 면역체계에서 같이 일한다.

나머지 5~10%를 차지하는 T세포들은 조절T세포(Treg 세포)로, 도움T세포나 CD8 T세포들이 지나치게 활성화되면서 고유의 주조직적합항원 단백질과 반응하여 정상적인 세포들을 공격하는 것을 막는 역할을 한다.

앞서 언급했듯이 T세포는 흉선을 거치면서 주조직적합항원 단백질을 인식할 수 있는 능력은 있지만 과반응이 일어나지 못하도록 교육받았다. T세포들이 너무 활성화되면 고유 주조직적합항원 단백질에 과반응이 일어나게 되고 우리 몸을 구성하는 정상세포들을 공격할 수도 있다. 그래서 말초혈액 내에 있는 조절T세포들이 다른 T세포들의 과도한 활성화를 억제시킨다. 또한 흉선에서 자기 고유의 주조직적합항원 단백질에 과반응하는 T세포나 반응하지 않는 세포들은 제거된다.

골수에서 만들어진 T세포가 흉선을 거쳐 미성숙 T세포로 되는 확

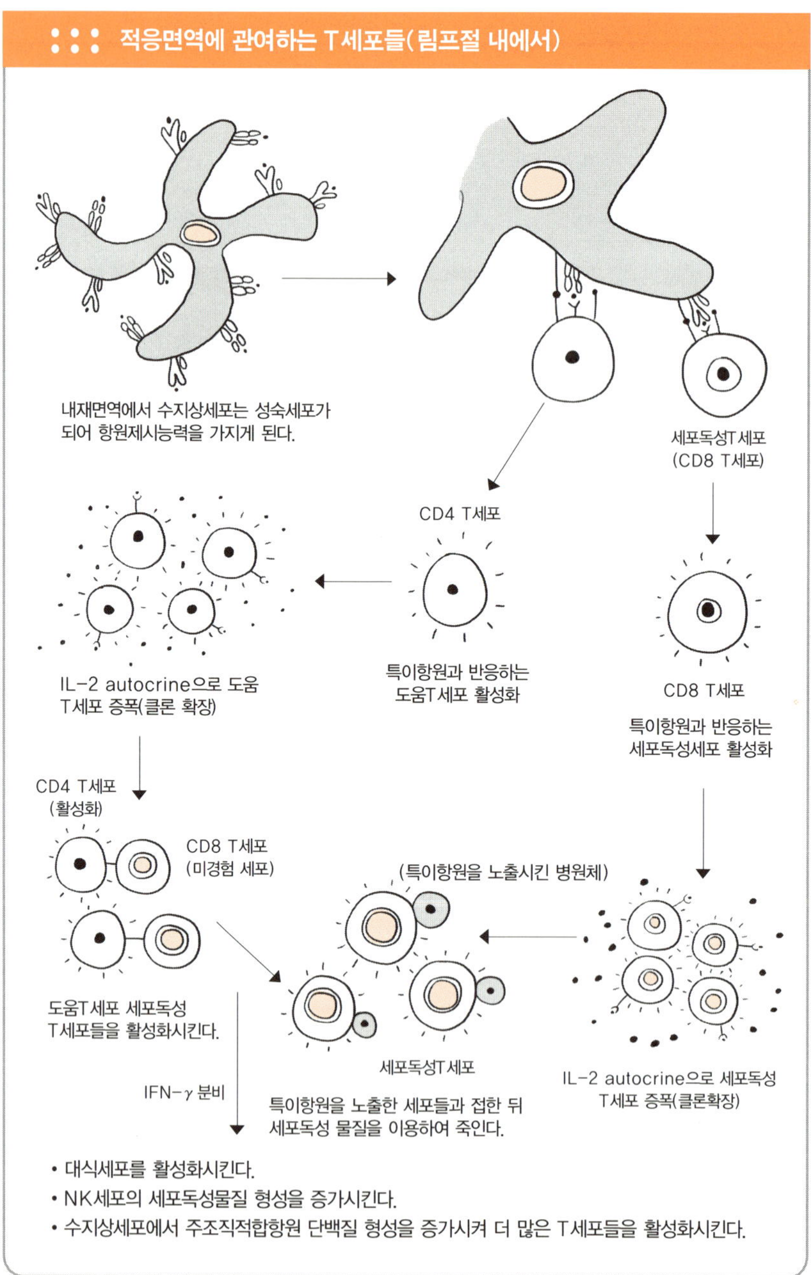

• 대식세포를 활성화시킨다.
• NK세포의 세포독성물질 형성을 증가시킨다.
• 수지상세포에서 주조직적합항원 단백질 형성을 증가시켜 더 많은 T세포들을 활성화시킨다.

률은 2%밖에 되지 않는다. 그러나 이렇게 만들어진 미성숙 T세포들 중에서 안정된 세포였다가 활성화되면서 과반응을 일으키는 세포들 이 만들어질 수 있다. 이런 경우를 대비하여 지나치게 활성화되는 동 료 T세포들을 억제시키는 것이 조절 T세포이다.

조절 T세포가 그 기능을 상실하여 정상적인 세포들을 공격하면 류 머티즘성 관절염 같은 자가면역질환 등이 발생하게 된다. 반면 조절 T 세포가 과하게 활성화되면 면역체계의 활성화가 억제되어 암세포가 발생하고, 암 세력이 확장되는 시기에는 암세포를 더욱 확장시킨다.

B세포의 활동 내용

T세포의 형성 과정을 잠시 살펴보자. T세포는 흉선으로 들어가 흉 선세포로 되어 여러 단계를 거쳐 미성숙 T세포가 된다. 초기단계에서 만들어지는 흉선세포, 다시 말해 초기 T세포는 $\gamma\delta$사슬을 가진 T세포 가 먼저 만들어진 후 여러 단계를 거치게 된다.

그러나 $\gamma\delta$사슬■■을 가진 T세포는 미성숙 T세포의 5%밖에 만들 어지지 않고 나머지 95%는 $\alpha\beta$사슬■■을 가진 T세포가 된다. 보통 이 야기하는 T세포란 초기 단계에서 만들어진 $\gamma\delta$ T세포들을 제외한 $\alpha\beta$

■■ $\gamma\delta$사슬/$\alpha\beta$사슬 : T세포가 골수에서 만들어질 때 처음 만들어지는 T세포들은 $\gamma\delta$ T세포들이고 그 후 다시 생산성 재배열을 통해 만들어지는 T세포들은 $\alpha\beta$ T세포들이다. 유아 시절에는 $\gamma\delta$ T세포의 분포도가 증가하지만 성인이 될수록 그 분포도는 떨어져서 전체 T세포의 5%정도를 차지한다. 보 통 T세포는 T세포 $\alpha\beta$사슬을 가진 것을 의미한다.

사슬을 가진 것을 의미한다.

$\gamma\delta$사슬을 가진 T세포는 $\alpha\beta$사슬을 가진 T세포와 달리 스트레스를 받은, 다시 말해 손상을 받은 세포들에서 발현되는 MIC-A/B 단백질 같은 표지분자들과 반응할 수 있는 수용체를 가지고 있어서 NK세포처럼 공격할 수 있다. 다시 말해 $\gamma\delta$사슬을 가진 T세포는 $\alpha\beta$ T세포들과 다르게 내재면역계와 적응면역계 사이에 있는 면역세포로, 암 치료나 면역세포 치료 시 사용될 수 있는 면역세포인 것이다.

암세포들은 돌연변이에 의해 만들어지며 신호전달체계의 이상 또는 불안정한 세포주기 등을 보이는, 스트레스를 받은 세포이다. 그래서 암세포들은 스트레스를 받은 세포에서 나타내는 MIC-A/B 단백질 표지분자들을 많이 발현하므로 NK세포나 $\gamma\delta$ T세포들에 쉽게 붙잡힌다.

다음으로 림프구 중 B세포에 대해 간략하게 살펴보자. B세포는 내재면역체계, 적응면역체계 등 모든 면역체계에서 중요한 체액성 면역계를 유지하게 하는 면역세포이다.

대개 어릴 때 홍역 예방접종을 하고 나이가 들면 독감 예방접종을 한다. 예방접종은 특정 병원체에 대해 항체를 만들게끔 유도하는데, 가장 흔하게 사용되는 예방치료 방법이다. 이런 방법으로 앞서 언급한 도움Th$_2$세포의 도움을 받아 B세포가 특정 병원체에 대한 특정 항체를 만든다.

B세포는 T세포처럼 골수에서 만들어진다. 그러나 T세포와 달리 B

세포는 흉선과는 관계없이 골수에서 만들어진 후 그 안에서 여러 단계를 거쳐 미성숙 B세포가 된다. 미성숙 B세포가 되는 여러 과정은 흉선에서 일어나는 과정과 동일하다.

그러나 미성숙 B세포는 항체 IgM을 만들어 분비한다. 항체 IgM은 내재면역계에서 호중구나 대식세포처럼 비자기 인식표가 없는 침입원에 반응한다. 다시 말해 비특이적 항체로서 비자기 항원을 발현하는 침입원과 반응하여 면역계를 활성화시킨다.

그러나 수지상세포에 의해 미경험 도움T_2세포가 활성화되면 도움 T_2세포는 이미 특정 침입원에 대해 정보를 숙지한 상태이므로 B세포와 결합하여 특정 침입원에 대한 특정 항체인 IgG, IgA, IgE■■ 등을 만들어낸다. 그 결과 특정 침입원에서 만들어진 독소를 해독할 뿐 아니라 특정 병원체가 있을때 보체와 더불어 특정 항체를 이용하여 결합하게 된다. 이렇게 결합할 때 항체 수용체를 가진 대식세포나 NK세포에 이해 특정 병원체들이 쉽게 노출되고 면역세포들의 집중적인 공격을 받게 된다. 다시 말해 혈장 내에 있는 항체는 B세포에 의해 만들어지고 다시 면역세포와의 상호협조하에 면역체계를 활성화시켜 침입원을 제거하게 된다.

전반적인 면역체계를 도표로 나타내면 다음과 같다.

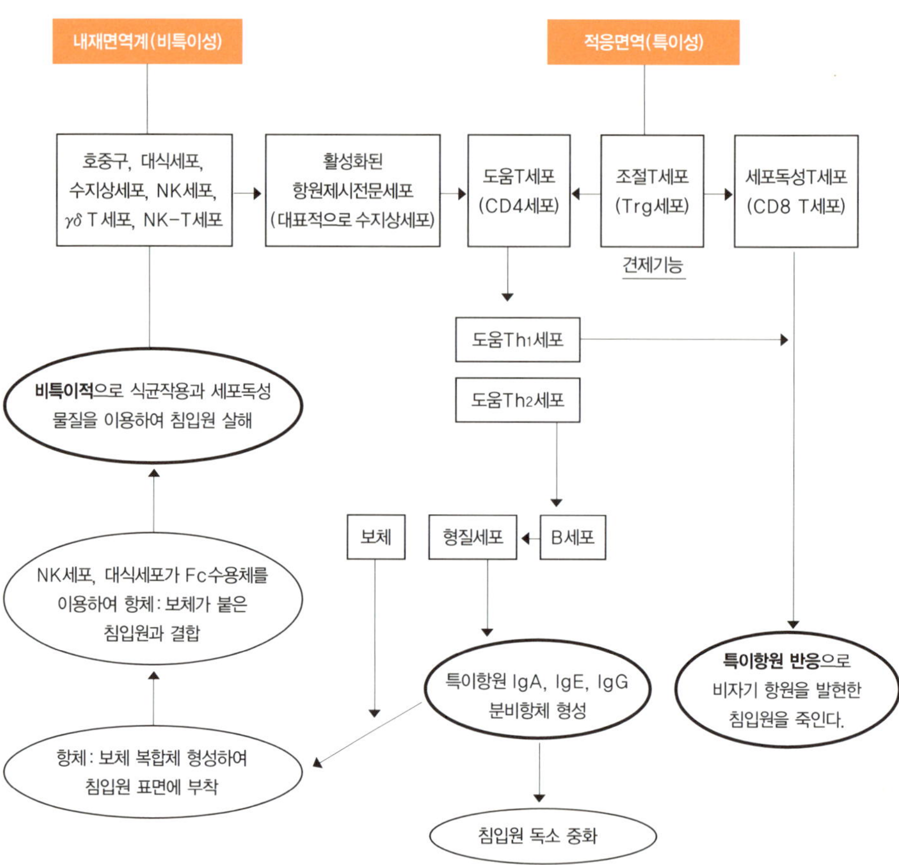

내재면역계(비특이성)
적응면역(특이성)
호중구, 대식세포, 수지상세포, NK세포, γδ T 세포, NK-T세포
활성화된 항원제시전문세포 (대표적으로 수지상세포)
도움T세포 (CD4세포)
조절T세포 (Trg세포)
세포독성T세포 (CD8 T세포)
견제기능
비특이적으로 식균작용과 세포독성 물질을 이용하여 침입원 살해
도움Th1세포
도움Th2세포
NK세포, 대식세포가 Fc수용체를 이용하여 항체 : 보체가 붙은 침입원과 결합
보체
형질세포
B세포
특이항원 IgA, IgE, IgG 분비항체 형성
특이항원 반응으로 비자기 항원을 발현한 침입원을 죽인다.
항체 : 보체 복합체 형성하여 침입원 표면에 부착
침입원 독소 중화

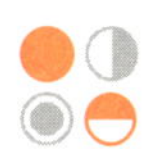

부대원들을 침입원 주변으로 부르는
사이토카인

사이토카인의 면역세포 활성화 기능

사이토카인 단백질은 면역세포들이 상호협조하고 서로 견제하게 만드는 물질이다. 전체적인 면역체계에서 어떤 기능을 하는지 알아보자.

여러 종류의 면역세포들에 의해 각기 다른 기능을 가진 사이토카인 단백질들이 만들어진다. 앞서 언급했듯이 내재면역계를 이끌고 가는 면역세포들은 대식세포, 수지상세포, 호중구세포, NK세포, B

세포 등이 있다. 이들 중 활성화된 대식세포에 의해 만들어지는 사이토카인은 염증반응을 일으켜 주위의 면역세포들을 활성화시키는 사이토카인 IL-1, TNF 등이 있다.

또한 바이러스 감염 시 NK세포들을 활성화시키는 IFN α/β 같은 사이토카인도 이 범주에 속한다. 이 같은 과정을 통해 활성화된 주위 면역세포들 중 대식세포, NK세포, 수지상세포 등에서 IFN-r이라는 사이토카인이 분비되면 적응면역을 맡고 있는 T세포들이 활성화된다. 다시 말해 적병이 쳐들어오면 일반 사병들이 싸우지만 적병들이 너무 많으면 특수부대 전투병인 T세포들의 도움이 필요해지는 것이다. 처음에는 초병이자 전투병인 대식세포들이 적병들과 열심히 싸우면서 염증반응을 일으키는 사이토카인을 분비하여 주위 면역세포들을 활성화시켜서 전쟁터로 불러 모은다.

한편 대식세포와 비슷한 수지상세포라는 항원제시전문세포들이 적병을 잡아먹으면 그 적병들을 완전히 이해하고 분석하게 되어 적병에 관한 모든 사항을 인지할 수 있게 된다. 다시 말해 침입한 적병을 찾아 싸울 수 있는 방법을 가르치는 교관이 되는 것이다. 이때 분비된 사이토카인 IFN-r 단백질이 수지상세포들의 기능을 더욱 향상시킨다.

적병을 완전히 파악한 수지상세포들은 특수부대요원인 T세포들에게 적병을 인식하는 방법을 일대일로 가르친다. 교육을 받은 T세포들은 적병을 인식할 수 있는 능력을 갖춰 적병들과 싸워서 죽일 수 있게 된다.

특수요원들은 교육을 받은 후에 그 수가 매우 미미하지만 즉시 다른 사이토카인 IL-2를 자체 내에서 만들고 그것을 다시 받아들여 자기와 똑같은 특수요원인 T세포들을 순간적으로 확장한다(클론 확장). 그 결과 침입한 적군만을 식별할 수 있고 죽일 수 있는 능력을 가진 수많은 T세포들이 만들어진다. 특정 항원을 표시하는 침입원만 선택적으로 공격하여 죽이게 되는 것이다. 이처럼 내재면역계에서 적응면역계로 연결하는 항원제시전문세포인 수지상세포들은 내재면역세포이면서 적응면역계의 시작을 유도하는 세포이다. 또한 내재면역체계가 활성화된 지 4~5일이 지나면 적응면역세포인 T세포들이 활성화될 수 있도록 만든다.

반면 B세포들은 골수에서 만들어진 후 골수에서 여러 단계를 거쳐 미성숙 B세포가 되어 말초혈관으로 나오게 된다. 이들은 IgM이란 항체를 만들 수 있는 능력이 있어 내제면역에서 비특이적 병원체들과 결합히여 면역세포들이 쉽게 병원체들을 제거할 수 있도록 도와준다. 군대로 비유하면 지원부대로, 전투병들이 쉽고 효율적으로 적군들을 물리칠 수 있게 한다. 이때 B세포들이 만들어 분비하는 사이토카인은 IL-4, IL-6, IL-10 ■■ 등으로 항체 형성을 촉진하도록 유도한다.

■■ **사이토카인 IL-4, IL-6, IL-10** : 도움T_2세포, 대식세포 등에서 만들어 분비하는 물질로서 B세포의 활성화, 증폭을 유도하며 특정 항체를 만들도록 유도한다. 이 같은 사이토카인들은 면역세포들의 활성화를 억제하고 무기력하게 만든다. 다시 말해 특정 항체 형성이 증가되면 반대로 면역세포들의 활성화는 억제된다.

이처럼 내재면역에서 병원체들을 완전히 박멸하지 못하면 적응면역세포인 도움T$_2$세포의 도움을 받아 B세포에서 특정 병원체에만 반응할 수 있는 항체를 만들게 되고 병원체에서 만들어진 독소들을 중화하게 된다. 또한 특정 병원체들과 반응하여 면역세포들의 공격을 유도하고 침입한 병원체들을 쉽게 죽도록 만든다.

특정 항원에 반응하는 항체들로는 IgA, IgG, IgE 등이 있으며, 이들의 형성을 촉진시키는 사이토카인 IL-6, IL-10 등은 B세포뿐만 아니라 억제능력을 가진 다른 면역세포들, 즉 조절T세포, 암세포, 미성숙 억제세포 등에서 만들게 된다. 항체 형성을 촉진시키는 사이토카인은 면역세포의 활성화를 억제시키는 기능도 가지고 있기 때문에 체액성 면역체계가 왕성해지면 반대로 세포성 면역체계는 약해진다.

문둥병 환자의 경우 체액성 면역체계가 왕성해지면 기형을 만들지 않지만 환자는 병원체에 의해 죽는다. 반면 세포성 면역체계가 왕성해지면 심한 기형이 생기지만 병원체는 박멸되어 환자는 살아남는다. 그래서 문둥병이 완치된 사람들이 기형을 보이는 것이다.

이처럼 면역체계는 전투부대, 지원부대, 특수부대처럼 각각 그들의 기능을 유지하면서 상호협조, 견제하며 우리 몸을 지키는 것이다. 따라서 사이토카인을 이해하지 못하면 면역체계의 전반적인 상황을 이해하기가 어렵다.

암 주위 미세환경에 사이토카인이 미치는 영향

암세포들과 면역세포들이 싸우는 전쟁터인 암 주위의 미세환경에서는 여러 사이토카인들에 의해 판세가 결정된다. 그들을 도표로 보면 다음과 같다.

내재면역에 관여하는 사이토카인

사이토카인	분비되는 세포
TNF(Tumor necrosis factor)	대식세포, T세포
IL-1(Interleukin-1)	대식세포, 혈관상피세포
IL-12(Interleukin-12)	대식세포, 수지상세포
IFN-α, IFN-β(Type I IFNs)	섬유아세포
IL-10(Interleukin-10)	대식세포(M_2세포), T세포(주로 조절T세포에서)
IL-6(Interleukin-6)	대식세포, T세포
IL-15(Interleukin-15)	대식세포
IL-23(Interleukin-23)	대식세포, 수지상세포

면역체계에서 면역세포를 억제시켜 암 조직에 도움을 주는 사이토카인

종류	형성하는 세포
사이토카인 IL-10	대식세포, T세포, 암세포
사이토카인 TGF-β	T세포, 대식세포, 암세포
사이토카인 IL-23	대식세포, 수지상세포

사이토카인	분비되는 세포
IL-2(Interleukin-2)	T세포
IL-4(Interleukin-4)	도움Th2세포
IFN-γ(Interleukinγ)	NK세포, 도움Th2세포
TGF-β(Transforming growth factor-β)	대식세포(M2세포), 조절T세포
IL-17(Interleukin-17)	T세포

종류	형성하는 세포
사이토카인 IL-1 사이토카인 TNF	대식세포, T세포
사이토카인 IFN-a/β	사이토카인 IFN a는 대식세포 사이토카인 IFN β는 섬유아세포
사이토카인 IL-12	대식세포, 수지상세포
사이토카인 IL-15	대식세포
사이토카인 IL-2	T세포
사이토카인 IFN-r	T세포, NK세포

사이토카인의 종류에 따른 신속한 상처 치유

사이토카인 단백질을 쉽게 이해하기 위해 예를 들어보려 한다. 면역체계에서 침입원을 발견하면 즉시 면역체계가 활성화된다. 다시 말해 병원체가 우리 몸속에서 발견되면 많은 면역세포들이 즉시 활성화되고 침입한 병원체에 모여들어 제거하게 된다. 이와 같은 과정이 어떻게 일어나는지 구체적으로 알아보자.

이는 전방을 감시하고 있던 군부대 군인들이 침입자를 발견하면 즉시 경계경보를 발령하고 부대끼리 긴밀하게 연락하여 침입자를 색출하기 위해 많은 군인들을 모으는 것과 같다. 경계경보는 염증반응으로, 처음 침입원을 발견하고 식균작용을 하는 대식세포와 같은 면역세포들에 의해 일어난다.

또한 침입자를 포위하고 제거하기 위해 많은 군인들을 모을 때 통신망을 통해 상호협조히에 신속히게 언락힌다. 통신망을 통힌 연릭체계는 면역계에서는 사이토카인이리는 단백질을 통해 이루어진다. 사이토카인은 활성화된 면역세포에서 분비된다. 그 결과 주위에 있는 많은 면역세포들이 사이토카인 단백질의 영향으로 즉시 침입원을 제거하도록 활성화된다.

그런데 침입자를 제거하기 위해서는 많은 군인들이 침입자를 포위하고 그곳으로 병력을 집결시킬 수 있는 명령체계가 있어야 한다. 이처럼 침입원 쪽으로 많은 면역세포들을 모으는 물질이 케모카인이라는 부착단백질이다. 이들은 면역세포들의 벽에 있는 표지분자 형태로 급속히 증가되어 나타나고 침입한 곳의 혈관내상피세포 표면에서도 급격히 증가한다.

그 결과 면역세포들의 부착분자들과 침범당한 혈관내상피세포들이 서로 밀착하여 면역세포를 침입원 쪽으로 이동시킨다. 부착분자인 케모카인 단백질이 세포들 벽의 표지분자로 나타나는 것은 염증반응을 야기하는 사이토카인 단백질의 영향 때문이다.

이는 군대에서 침입자를 발견하고 경보 발령(염증반응)을 취한 뒤 신속한 연락망(사이토카인 단백질)을 통해 군대를 침입자 쪽으로 모으는 것(케모카인)과 비슷하다. 연락망을 통해 내린 결정은 군대를 진격시키고 싸우게도 하며 후퇴시키고 원상태로 복귀시킬 수도 있다.

마찬가지로 면역계에서 사이토카인 단백질은 면역세포들을 활성화시켜 침입원들과 싸우게도 하고 활성화된 면역세포들을 억제시켜 면역체계를 억제시킬 수도 있다. 즉, 사이토카인 단백질은 여러 종류의 면역세포에서 만들어져 주위에 있는 면역세포들을 상호견제하기도 하고 협력하여 침입원을 제거하기도 한다.

군대는 육군, 해군, 공군, 특수부대 등으로 각기 나뉘어 있고 자체의 지휘권과 통신망을 이용하여 적군들과 싸우는 한편 다른 군부대들과 상호협력하여 적들을 물리치기도 한다. 사이토카인 역시 상황에 따라 같은 면역세포일지라도 분비되는 사이토카인이 다르게 나타나고 이들에 의해 주위에 있는 면역세포들은 지대한 영향을 받게 된다.

이는 전쟁터에서 주변 상황에 따라 단독 지휘권을 행사하는 것과 비슷하다.

군부대 경계망에 자연재해로 인해 쌓아놓은 경계지구가 파괴되고 그사이로 적군들이 침투했다고 가정하자. 감시하던 초병이 침입자를 발견하는 즉시 경계경보를 발령하면 많은 군인들이 파괴된 경계면 쪽으로 이동한다. 그리고 침입자들과 치열한 전투를 벌여 침입자를 제거한다. 적을 완전히 제압한 후에는 대부분의 전투병들은 철수한다. 그리고 초병이 파괴된 경계면을 감시하는 상태에서 공병대들이 투입되어 파괴된 지형을 복구하고 새로운 길을 만들고 연락망도 복구한다. 그 후 복구된 곳에 병력을 재배치하면 공병대들도 철수한다. 이런 과정을 통해 원래의 부대 경계망이 복구되면서 감시체계를 유지하게 된다.

이 과정을 면역계의 측면에서 살펴보자. 우리 몸의 피부는 외부의 많은 침입원을 방어하는 방어 경계면과 같다. 이 피부가 외부의 충격으로 손상을 받아 찢어지고 파괴되면 주위에 있던 많은 병원체들이 우리 몸으로 들어온다. 이때 손상받은 조직 주변에 있던 면역세포들, 즉 대식세포, 호중구들은 즉시 침입자인 병원체를 인식한 후 세포 내에서 염증반응을 일으키는 사이토카인 IL-1, TNF 같은 단백질을 만들게 된다. 사이토카인은 주위에 있는 면역세포의 벽에 부착분자인 케모카인 단백질을 많이 나타나게 하고 손상받은 혈관내상피세포 벽에서도 많이 나타나게 한다. 그 결과 혈액 내 많은 면역세포들이 손상된 혈관내상피세포들과 즉시 결합하면서 손상된 부위로 면역세포들을 모은다. 이는 침입자를 발견하면 군인들이 그 주위로 모여드는 것과 비슷하다. 그 뒤 병원체와 면역세포 사이에 치열한 싸움이 일어나는데, 이때 활성화된 면역세포에서 만들어지는 여러 종류의 사이토카인 단백질에 의해 여러 종류의 면역세포들이 상호협조하여 병원체들을 제거하게 된다. 침입한 병원체들을 완전히 제거하게 되면 그 후에는 파괴된 피부 조직을 복구한다.

복구 과정은 면역체계가 활성화되어 침입한 병원체들과 싸우는 것과는 전혀 다른 양상을 보인다. 전투병과 복구를 담당하는 공병대원의 의무가 전혀 다른 것과 마찬가지다. 복구 과정에서 전투병이 계속 싸우고 있다면 복구하는 데 무척 힘들고 시간도 많이 걸린다. 그래서 전투병인 면역세포들은 침입원인 병원체들을 완전히 제거한 뒤 뒤로 물러나고, 변형된 면역세포들이 다른 종류의 사이토카인 IL-10, TNF 같은 단백질을 만들어 면역세포들의 활성화를 억제시킨다. 이때 사이토카인 단백질들은 손상된 주위 세포에도 영향을 주어 파괴된 조직을 신속하게 복구시키고 새로운 혈관을 만들며 파괴된 피부의 상피세포도 주위에 있는 정상 피부 상피세포의 분열을 촉진시켜 새로운 피부세포들을 만들고 파괴된 곳의 상피세포를 대신한다.

가장 대표적인 변형된 면역세포는 대식세포이다. 대식세포는 침입원을 잡아먹은 뒤 면역계를 활성화시키는 사이토카인을 분비하여 면역계를 활성화시키는 주된 면역세포다. 그러나 활성화된 면역체계에 의해 침입한 병원체들이 완전히 제거되면(M₁ 세포) 반대로 면역체계를 억제시키는 사이토카인을 만들어 분비하고 주위 면역세포들의 활성화를 억제시킨다(M₂ 세포).

이때 대식세포의 면역세포 기능은 완전히 상실되고 창상 치유에 동원되는 세포가 된다. 원래는 전투병이었지만 주위 여건에 따라 공병대원으로 탈바꿈한다는 뜻이다. 이처럼 동일한 면역세포일지라도 주위 여건에 따라 분비하는 사이토카인의 종류가 달라지고 기능도 변한다.

대식세포와 창상 치유 과정

변형 대식세포들은 깨지고 무너진 방어막을 복구하기 위해 여러 종류의 효소들을 분비하여 방어막 지형을 원래 상태로 만든다. 또한 주위 세포들을 동원하여 새로운 혈관을 만들고 파괴된 피부 상피세포도 재생하여 신체의 방어막을 다시 만들게 된다.

고름은 침입한 병원체들과 싸우다 죽은 호중구, 백혈구인데, 고름을 짜고 염증반응이 다소 가라앉으면 급히 창상 치유가 되는 것은 이 같은 이유 때문이다.

그러나 창상 치유 과정에서 병원체가 지속적으로 공격하면 면역세포들은 계속 싸워야 한다. 이렇게 되면 창상 치유 과정은 일어나지 않고 전쟁터는 점점 더 확장된다. 그리고 파손되는 부위가 점차 커지면서 여러 증상들이 나타난다.

이 단계에서는 창상 치유 과정이 일어나지 못하므로 대식세포는 활
성화된 면역세포로서 침입한 병원체들과 열심히 싸운다. 침입하는 병
원체의 수는 적지만 병원체가 지속적으로 존재하면 한편에서는 싸우
고 한편에서는 창상 치유 과정이 일어나게 된다. 이런 경우를 만성염
증반응이라고 한다. 만성염증반응은 면역체계를 확실하게 활성화시
키지는 않으며 면역세포들이 국소적으로 싸우게 되어 창상 치유가 일
어나지도 못하게 된다. 나중에 설명하겠지만 암세포가 발생하고 성장
하고 전이가 일어나는 과정은 만성염증반응에서 나타나는 창상 치유
과정과 비슷해서 정상적 면역체계에서는 암세포들을 완전히 제거할
수 없다. 그 결과 암세포들은 우리 몸의 면역체계에 적응하면서 생존
의 법칙을 터득하고 세력을 확장하면서 사람의 생명을 위협한다.

살아남은 암세포의
성장과 확산

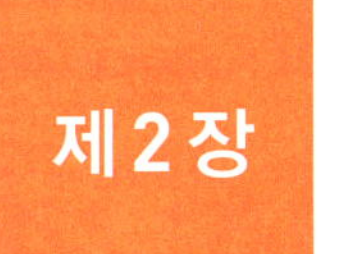
제 2 장

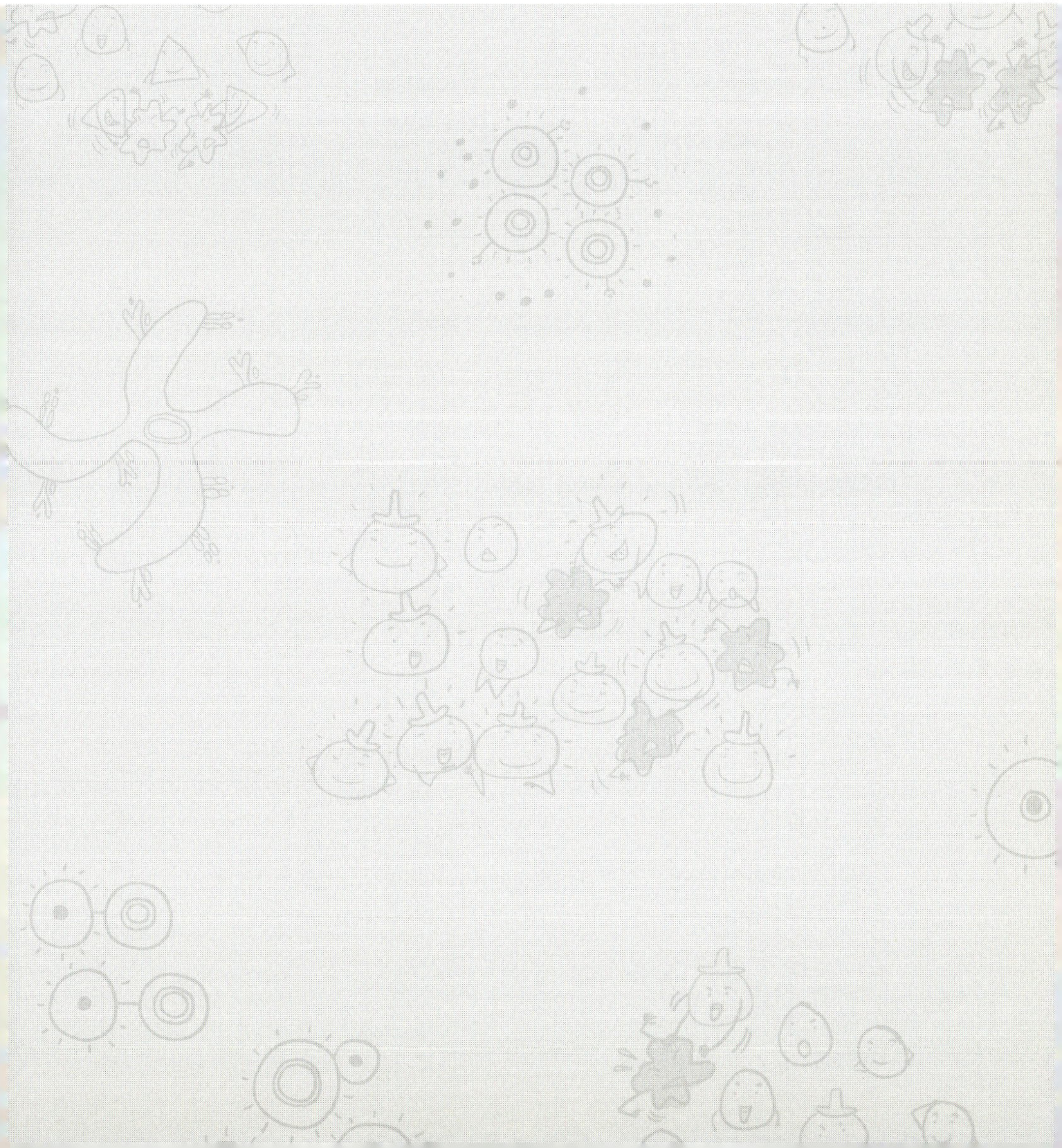

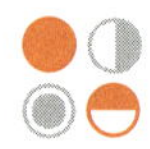

DNA 복제와
단백질의 형성 과정

다양한 공정을 가진 단백질 형성 과정

앞서 언급했듯이 암세포는 세포분열 과정에서 외부의 영향이나 내적 요인 때문에 세포분열이 정상적으로 일어나지 못하고 DNA 배열에 이상을 초래하여 변이가 일어난 세포를 말한다. 그러므로 정상적인 세포분열 과정을 이해하지 못하면 왜 암세포들이 변이세포가 되는지 알 수 없다.

세포가 만들어져서 휴지기 기간(생존하면서 역할을 시행하는 기간으로 세포의 주기 중 이 시기가 대부분을 차지하고 있다)을 거쳐 세포분열에 필요한 단백질을 만들고 DNA 복제와 재배열이 끝나면 세포분열이 일어나게 된다. 세포주기 중 복제에 필요한 단백질 형성, DNA 복제, 마지막 단계인 분열 등 각 공정이 한 치의 오차도 없이 정확히 일어나야만 변이가 없는 세포가 만들어질 수 있다. 그러나 하루에 400억 개의 세포에서 세포분열이 일어나므로 30~40개 정도는 변이세포가 만들어질 수도 있다. 변이된 세포들은 각 공정을 거치면서 여러 단계의 견제체계(Check-point System)■■를 통해 교정되어 정상적인 세포로 만들어지게 된다. 이 과정에서도 변이된 세포들이 만들어지지만 우리 몸속에 있는 내재면역 세포인 NK세포, 대식세포, $\gamma\&\delta$ T세포들에 의해 대부분 제거된다.

세포가 분열될 때는 세포 내에서 단백질 형성이 일어난 뒤 그것을 이용하여 자신이 가지고 있는 DNA 서열을 그대로 복제한다. 그리고 세포 내에서 중심소체를 이용하여 적도판을 만든 뒤 그 위에 복제된 단백질을 나열하고 똑같이 나누어 분열하면 자신의 DNA 서열과 똑같은 세포들이 만들어지게 된다. 이런 과정을 세포의 분열주기라고 하며 G_0시기, G_1시기, S시기, G_2시기, M시기로 나눌 수 있다.

그러면 세포분열 과정에서 중요한 역할을 하는 단백질의 형성 과정

■■ **견제체계(Check-point System)** : G_1, S_1, G_2, M시기에 비정상적인 것이 발생하면 그것을 교정하고 수정하는 체계이다. 견제체계에서 주된 업무를 하는 단백질들은 주로 억제 능력이 있다. 예를 들어 P_{53}, pRb, PTEN 같은 것이다.

을 살펴보자. **암세포들은 대부분 정상세포에서 만들어지는데**, 발암물질에 의해 **세포 내 분열과정에서 이상이 생기면 만들어지게 된다.** 세포복제를 위한 세포분열 과정이 일어나기 위해서는 단백질의 형성과 DNA 복제가 먼저 일어나야 한다. 정상적인 **단백질 형성 과정**을 알아보자.

단백질을 만드는 커다란 공장이 여러 개 있다고 가정하자. 단백질을 만들기 위해서는 잘 짜인 각본에 따라 각 부서에 내용을 전달하고 지시해야 한다. 이 모든 과정은 컴퓨터를 가동한 후 이뤄지며 공정이 진행 중일 때는 컴퓨터 역시 계속 돌아가야 한다. 또한 만드는 시기와 장소도 확실히 해서 잘못 만들었을 때는 원래 지시한 사항과 비교하여 올바르게 수정하도록 해야 한다. 수정에 실패했을 때는 단백질을 폐기처분한다. 또한 공장에서 본격적으로 단백질을 가공하기 위해서는 기계들을 가동할 수 있는 에너지가 있어야만 한다.

먼저 세포분열에 필요한 단백질을 형성하라는 지시를 받으면 핵 내 DNA 정보가 담겨 있는 컴퓨터를 켠 뒤 원본에 있는 구조들을 조심스럽게 복제하여 전달사항을 정하고 그것을 단백질 생성 공장에 보내 똑같이 만들게 한다. 그렇지 않을 때 컴퓨터는 항상 꺼져 있다. 공장에서 단백질을 만들 때는 모든 것이 조직적으로 이루어지고 지시사항에 따라 움직여야 한다. 또한 각 공정마다 견제체계를 체크하는 포인트가 있어서 불량품을 찾아내고 수정하여 완전한 단백질을 만들어야 한다.

단백질 형성 과정에서 이상을 초래하는 대표적인 경우는 지시사항에 오류가 있어서 엉뚱한 단백질을 만들게 되거나, 시간이나 장소에 관계없이 컴퓨터가 계속 가동하여 지시사항을 공장에 보내고 단백질을 형성하는 경우이다. 공정 과정에 잘못이 있으면 그 공장에서 만들어지는 단백질은 불량품이 되거나 과다 생성되거나 특정 단백질이 부족해진다.

단백질 생성 과정은 날마다 우리 몸속에 있는 세포에서 일어난다. 이렇게 만들어진 단백질을 이용하여 성장, 분화가 일어나고 필요한 물질들은 세포끼리 공유하며 사이토카인, 케모카인, 효소, 호르몬 등을 만들어 세포 밖으로 내보내 다른 세포들과 의사소통하고 견제하며 서로 돕기도 한다.

세포들은 똑똑하여 어느 시기에 어느 단백질을 얼마만큼 만들어 어떻게 이용할 것인지 알고 있고, 단백질 형성 지시사항도 정확하게 이해한다. 또한 생산 과정이 잘못되어 **견제체계 체크 포인트**의 감시장치에 포착되면 단백질 생성 공장에서 생산 과정을 조절히여 세포들이 정상적인 세포주기를 이어갈 수 있게 한다. 세포 내에서 단백질을 만드는 공장은 지시사항, 다시 말해 신호전달이 활성화되지 않으면 가동을 멈추고 핵산 내 DNA 컴퓨터도 꺼진다.

그러나 세포벽에 있는 성장인자들에 의해 신호전달이 활성화되기 시작하면 컴퓨터는 다시 켜진다. 이때 신호전달 매개 단백질들이 인산화 과정을 통해 신호전달체계가 더욱 증폭되어 세포 내 핵으로 전달된다.

DNA 복제 횟수를 제한하는 종말체

핵을 구성하고 있는 DNA는 두 겹으로 치밀하게 꼬여 있으며 그 안에는 많은 지시사항이 담겨 있다. 치밀하게 꼬여 있기 때문에 평소에는 DNA 내에 있는 정보를 얻을 수가 없다. DNA 내부가 열려야 그 정보를 얻을 수 있는 것이다. 결국 단백질 형성을 지시하는 신호가 없을 때 핵 내 DNA 구조는 닫혀 있다. 그러나 특정 단백질을 형성하게끔 지시를 받은 신호전달이 왕성하게 일어나서 핵 내에 전달되면 DNA는 열린다. 이는 컴퓨터를 켜서 컴퓨터 안의 정보를 열람하는 것과 같다.

DNA는 우리 몸속에 있는 유전자(gene)에 의해 결정되고 만들어지므로 태어난 뒤에는 절대 그 정보가 수정되지 않는다. 컴퓨터에 이미 심어놓은 정보처럼 컴퓨터를 켤 때 항상 그 정보가 그대로 나타난다.

우리 몸의 DNA 구조는 크게 세 부분으로 나눌 수 있다. DNA 구조가 열리면 DNA를 읽고 지시할 수 있는 **촉진자(promoter) 역할**을 하는 곳이 있고, 각각의 DNA 특성을 나타내는 아미노산 계열의 사슬이 반복적으로 연결되어 있는 곳으로 지시하는 부위가 있다. 그리고 열람 시 지시하는 횟수를 결정하는 **종말체(telomere)**가 있어서 무한정 열람하고 복제할 수 없다. 신호전달이 핵 내로 오면 무조건 핵산 내 염기배열을 읽고 지시사항을 결정하는 것이 아니라, 먼저 DNA의 촉진자에 활성화가 일어나서 핵산 내 컴퓨터를 켜게 된다. 그 뒤

DNA 내에서 지시하는 부위를 읽고 적절한 부분을 지시사항으로 만든 뒤 단백질 형성 지시로 만들게 된다. **단백질 형성 지시**는 핵 밖으로 나와 세포질 내에 있는 단백질 공장인 리보소체에서 필요한 단백질을 만들게 된다. 또한 DNA 복제가 무한정 일어나지 못하도록 모든 DNA에는 복제의 횟수를 제한하는 종말체가 있다.

그로 인해 나이가 들면 세포는 살아 있지만 세포분열 과정은 일어나지 않는다. 그 결과 새로운 세포로 대치되지 못하고 오래된 세포가 그대로 남아 있게 되므로 노화가 일어난다. 그래서 나이가 들수록 노화되는 세포가 늘어나서 우리 몸은 늙는 것이다.

그러나 단백질이 잘못된 공정에 의해 만들어지게 되면 비정상적으로 변형된 세포가 된다. 컴퓨터 정보를 잘못 인식하고 지시사항에 오류가 있는 내용으로 단백질 형성을 지시할 때, 또는 DNA의 촉진자 역할 부위가 항상 활성화되어 계속 단백질 형성을 지시할 때 등이다.

이 변형된 세포들은 암세포로 바뀌어 암을 유발할 수 있다. 공정 과정에서 변이를 야기하는 요인으로는 외부적 환경요인, 식생활, 스트레스, 방사선, 자외선 등 수없이 많다.

세포들의 대체, 매일매일 새로운 신체

단백질 형성에 의해 세포의 유사분열이 일어나면 새로운 세포가 탄생하여 대치되고 노화된 세포들은 사멸한다. 반복된 세포주기를 통해 우리 몸의 세포들은 서서히 노화 과정에 들어간다. 하루에 세포 분열이 일어나는 세포의 수는 400억 개 정도이다. 세포들이 생성되고 죽고 재생되면서 삶이 영위되는 것이다.

목욕할 때 나오는 '때'는 죽은 피부세포에 기름, 먼지 등이 섞인 것이다. 이렇게 죽은 세포들은 떨어지고 진피 밑에서 새롭게 만들어진 세포들이 다시 성장하여 원래의 세포들로 대체된다. 그리고 기존 세포들은 표면층 위로 밀려 올라와 각질화되면서 죽는다.

우리 몸에 있는 많은 세포들은 평생 새롭게 만들어지는 세포로 대체되기 때문에 어제의 몸은 오늘의 몸이 아니다. 다시 말해 새로운 세포들로 계속 대체되고 다시 만들어지므로 매일매일 새로운 신체를 얻게 되는 것이다.

이 과정에 있는 세포들은 여러 가지 환경 조건으로부터 많은 영향을 받게 된다. 매일 먹는 음식, 살고 있는 환경, 위험물질, 호르몬 주기, 삶의 리듬, 스트레스 등 수많은 요소들이 세포 형성에 영향을 미친다. 이런 조건들로 인해 비정상적인 구조를 가진, 다시 말해 점 돌연변이(point mutation)를 가진 세포들이 세포 생성 과정에서 만들어진다. 그 수는 하루에 수십 개 정도인데, 잘못 만들어진 세포는 세포 형성 주기 과정 중간에 여러 단계의 견제체계 체크 포인트에서 걸러져 정상세포로 수정된다. 이 과정에서도 실패하면 다음 견제체계 체크 포인트에서 다시 걸러지고 제거된다.

변형된 세포들이 이런 과정에서도 죽거나 걸러지지 않고 살아난다면 그때

부터 우리 몸에 있는 내재면역에 관여하는 NK세포, $\gamma\delta$ T세포, NK-T세포 등의 면역세포에 의해 제거된다.

세포 생성 과정에서 1개의 점 돌연변이가 암세포가 되어 임상적인 암으로 발전할 수 있는 **확률은 매우 낮아서 60조 개의 세포가 생성된다면 1개 정도의 비율이다.** 이처럼 서너 단계를 거치면서 비정상적으로 만들어진 세포들은 대부분 제거된다.

정상세포 생성 과정에서 암세포로 발전할 수 있는 확률은 극히 낮지만 유전적 소질, 환경오염, 식생활의 변화, 심한 스트레스, 위험물에 노출되는 빈도 등 여러 요인들이 복합적으로 작용하여 세포 생성 과정에서 점 돌연변이가 순차적 다발 부위에 나타날 수 있다. 그리고 억제기능 단백질에 돌연변이가 일어나 변형된 세포가 만들어지면 암의 발생빈도가 증가하는 것으로 보고 있다. **pRb억제인자**[**], **P_{53}억제인자**[**]는 견제체계에서 억제기능의 중추적인 역할을 하는 단백질인데, 그들에게 돌연변이가 일어나면 억제기능이 정상적으로 역할을

■■ **pRb억제인자** : 이 억제단백질은 세포주기에서 G_0 시기(휴지기 시기)에 활성화되어 단백질 형성에 필요한 에너지 원동력을 차단시켜 단백질 형성을 억제시킨다. 세포분열 시 pRb 단백질에 변이가 오면 지속적 단백질 형성이 촉진되어서 암세포가 된다.

■■ **P_{53}억제인자** : 세포주기 S시기, G_2, M시기에서 DNA 복제가 잘못되면 이 억제단백질 P_{53}이 활성화되어서 재수정하거나 세포자멸사 과정으로 유도해 죽게 만든다. 세포주기의 견제체계에서 주된 역할을 하여 DNA 복제가 잘못되거나 유사분열 과정에서 잘못될 시 교정시키는 기능을 가지고 있다. 억제단백질 P_{53}에 돌연변이가 일어나면 이 같은 견제능력 상실로 많은 돌연변이 형태의 세포가 생긴다. 암세포에서 보면 P_{53} 억제단백질의 변이가 50% 이상 나타나게 된다. 특히 나이 먹어서 DNA 말단체가 짧아질 시 유전자 DNA 구조가 매우 불완전하므로 쉽게 변이가 올 수 있다. 이때 P_{53} 억제단백질에 변이가 있으면 쉽게 암세포로 변형될 수 있다. P_{53} 기능이 정상적인 세포들은 암세포가 되지 않고 노화세포가 된다.

수행하지 못하기 때문이다. 그 결과 정상적인 세포주기에서 벗어나
게 되면서 수정 과정을 거치지 못하고 변이된 세포가 된다. 이러한 세
포들이 암세포로 발전하는 것이다. 암세포의 50% 이상이 억제인자
P_{53}의 기능이 상실되어 나타난다.

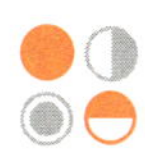

정상적인 세포주기와
'잘못된 세포'의 탄생

성장과 억제가 동시에 이뤄지는 세포주기

어떻게 세포들이 유사분열 과정을 거쳐 자기복제가 일어나는지에 대해 알아보자. 암세포 같은 비정상 세포들은 유사분열의 전체 과정에서 일어나기 때문에 자기복제 과정을 아는 것은 매우 중요하다.

G₀ 시기는 휴지기 상태로 단백질 형성이 일어나지 않는다. 이 시기는 억제 **pRb 단백질**에 의해 단백질 형성 과정에 관여하는 여러 인자들, 특히 단백질 형성에 필요한 추진력에 관여하는 인자들의 활성

화가 억제되어 단백질 형성이 차단된 상태이다. 즉, 단백질 공장의 가동이 차단되고 DNA의 지시사항이 담긴 컴퓨터가 꺼져 있는 상태인 것이다.

그 후 성장인자들과 수용체의 결합으로 신호전달체계가 활성화되면 억제인자 pRb 단백질들이 인산화되고 그간 억제됐던 여러 단백질 형성 인자들이 풀어지면서 활성화가 시작된다. 이때 비로소 DNA 합성과 복제에 필요한 여러 단백질들이 만들어지는 **G₁ 시기**가 시작된다.

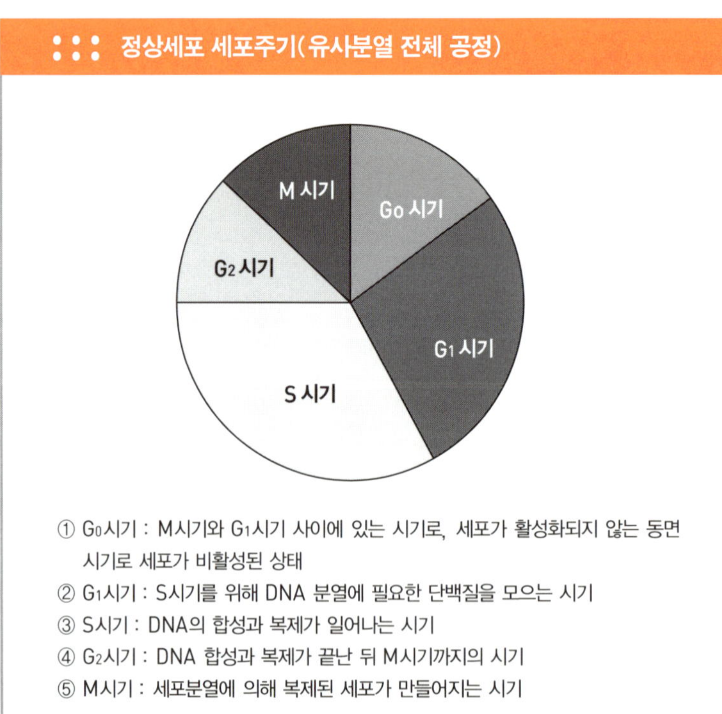

① G₀시기 : M시기와 G₁시기 사이에 있는 시기로, 세포가 활성화되지 않는 동면 시기로 세포가 비활성된 상태
② G₁시기 : S시기를 위해 DNA 분열에 필요한 단백질을 모으는 시기
③ S시기 : DNA의 합성과 복제가 일어나는 시기
④ G₂시기 : DNA 합성과 복제가 끝난 뒤 M시기까지의 시기
⑤ M시기 : 세포분열에 의해 복제된 세포가 만들어지는 시기

G1시기가 일어나기 위해서는 꼬여 있던 핵 내의 DNA 구조가 풀어져서 염색체 형태로 되어야 한다. 그래야만 컴퓨터를 켜서 DNA의 지시사항을 읽을 수 있게 된다. 이와 같은 과정을 통해 단백질 형성의 초기 단계가 일어난다. G1시기는 단백질 형성을 촉진시키는 신호전달체계가 활성화되면서 세포분열에 필요한 여러 단백질들을 왕성하게 만든다. **이 시기의 끝 단계에는 견제체계 G1/S 체크 포인트**가 있어서 이미 만들어진 단백질들이 정상적인지 검증한다. 이 시기에 2차 억제 기능을 가진 **억제인자 P53, 억제인자 PTEN이 활성화**되어 단백질 형성이 너무 왕성하게 일어나거나 비정상적인 단백질 형성이 일어날 때 이를 차단시킨다.

G1시기가 끝나면 세포분열에 필요한 DNA 합성, 복제 등이 일어나는 S시기로 넘어간다. G1시기와 S시기에서 활성화시키는 추진력 인자의 종류는 다르지만 그 기능은 똑같다. 이 같은 과정을 통해 DNA 복제가 일어나는데, 복제 과정이 반복하여 일어나면 핵이 여러 개인 세포가 만들어지므로 억제되어야 한다. 또한 이 시기에 만들어진 DNA 복제가 그대로 세포분열 시기로 옮겨져야 한다. 이미 만들어진 DNA 복제에 변화가 있으면 돌연변이 세포가 만들어지기 때문이다. 이 같은 결과를 막기 위해 여러 견제 단백질들이 관여하고, 반복하여 DNA 복제가 일어나지 않게 하며, 이미 만들어진 DNA 복제 단백질을 그대로 유지시킨다.

S시기와 G2시기는 세포분열에 필요한 모든 공정, 다시 말해 DNA

복제, 합성이 일어나는 시기다. **G₂시기의 끝 단계**에서 또다시 **견제체계 G₂/M 체크 포인트**의 검진을 받게 된다. DNA의 복제와 합성이 제대로 되었는지 아닌지를 검증받고 DNA 복제가 잘못되면 **억제인자 P₅₃**이 활성화되어 잘못된 DNA 복제를 수정한다. 수정에 실패한 세포들은 억제인자 P₅₃에 의해 세포자멸사 과정을 밟아 죽는다.

성공적인 M시기로의 진입

이 모든 과정, 즉 G₁−S−G₂시기를 거쳐 정상적인 세포분열을 위한 DNA 합성, 복제가 완성되면 세포분열이 일어나는 **M시기**로 넘어가게 된다. 세포분열이 일어나는 시기로, 이 과정을 통해 자기와 똑같은 자식세포들이 만들어진다. 정상적 세포분열이 끝나면 마지막 **견제체계 스핀들(Spindle) 체크 포인트**에서 정상적으로 세포분열이 일어났는지 검증받는다. 비정상적인 세포분열이 일어날 만한 조건이 있으면 여러 인자의 도움을 받아 재수정되고 다시금 정상적인 세포분열을 유도한다. 그리고 이 과정에서 실패하면 억제인자 P₅₃의 활성화로 그 세포는 세포자멸사한다.

이처럼 세포주기에서는 성장과 억제기능이 동시에 존재하며, 공정 과정에 이상이 있을 때 수정되지 않으면 다음 단계로 넘어가지 못하거나 계획된 세포자멸사를 통해 죽는다. 그리고 이 견제체계를 체크 포인트라 하며 여기에 관여하는 단백질들은 주로 억제시키는 단백질분자들이 많다. 견제체계

체크 포인트에 관여하는 억제 단백질분자에 돌연변이가 일어나게 되면 세포분열 전체 공정은 제어되지 않은 기관차처럼 지속적으로 세포분열을 한다. 이 같은 현상은 주로 암세포에서 나타난다.

태아 시기에는 세포의 주기가 매우 빠르지만 나이가 들수록 점차 느려진다. 그리고 장기의 종류에 따라 주기도 달라진다. 우리 몸에서 가장 빠른 세포주기를 보이는 곳은 소장 끝 부위의 상피세포이며, 간세포는 1년 주기, 피부세포는 3주 주기이다.

세포의 탄생에서 생존, 죽음에 이르는 이 모든 과정은 신호전달체계에 의해 일어나고, 거기에 관여하는 많은 단백질들에 의해 억제되고 활성화되면서 세포는 자신의 주기를 완성하게 된다. 세포의 운명을 결정하는 신호전달체계에 동원되는 단백질들도 우리 몸속의 DNA에 의해 이미 결정되어 있지만 외적인 영향에 의해 잘못 만들어질 수 있다. 잘못된 세포는 비정상적인 신호전달체계가 세포의 주기에 나타나게 되어 암세포로 변형되어 발전할 수 있는 능력을 갖게 되는 것이다.

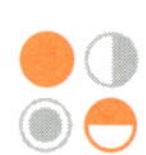

암세포가 만들어지는
다양한 원인들

암, 가족력 그리고 발암물질

암세포는 정상세포나 조직에서는 볼 수 없을 만큼 형태학적, 기능적으로 변형된 모습을 띠게 된다.

그런데 암세포는 왜 만들어지는 걸까? 그리고 우리 몸의 면역체계 감시장치 속에서 어떻게 장기간 생존하고 세력을 확장하며 전신으로 전이되는 걸까? 이 장에서는 여러 가지 의문점에 대해 이야기하려고 한다.

앞서 언급했듯이 암이 발생하지 않도록 막는 최고의 방법은 예방이다. 일상생활에서 암세포로 발전하는 돌연변이 변형세포가 만들어지지 않으면 암의 공포에서 벗어날 수 있다. 암세포가 되는 돌연변이 변형세포는 우리가 살고 있는 환경에 그 원인이 있다. 유전적 소인에 의한 암의 발생빈도는 10~20% 정도를 차지한다. 즉, 암이라는 질환은 어느 정도 가족력을 보인다. 그리고 나머지 80~90%는 세포분열 시 바이러스 감염, 자외선, 발암물질 등으로 인해 돌연변이가 일어나서 암세포로 발전한다.

방사선, 자외선, 화학물질의 영향

피부암의 주된 원인은 햇빛에서 나오는 자외선이다. 세포가 방사선에 노출되면 세포분열 시 세포의 DNA 구조에 변형이 일어나 돌연변이 변형세포를 만든다. 일정량 이상의 방사선 피폭을 받으면 여러 종류의 암 발생빈도가 증가한다.

화학물질 중에 DNA 구조를 형성하고 있는 퓨린, 피라미딘 같은 단백질들과 반응해 전혀 다른 형태의 단백질을 만들고 DNA 구조를 변형시켜 돌연변이 세포를 만드는 것이 있다. 이런 화학물질들은 음식이나 기호식품에 들어 있어 장기간 노출되면 그만큼 암의 발생빈도가 증가하게 된다.

아로마틱 아민 화학물질

고기를 요리할 때 열을 가하면 만들어지는 화학물질로, 기름에 튀기거나 훈제하거나, 태울 때 많이 만들어지는 발암물질이다. 따라서 바짝 태운 고기나 훈제한 고기는 위암의 발생빈도를 증가시키고 여러 번 사용한 기름 안에 아로마틱 아민(Aromatic amines) 발암물질이 농축된 경우 암의 발생빈도를 증가시킬 수 있다.

니트로사민 화학물질

담배나 훈제한 음식물 안에 들어 있는 화학물질로, 폐암이나 소화기암의 발생빈도를 증가시킨다. 담배에는 60여 가지의 발암물질이 들어 있어서 장기간 흡연 시 폐암, 식도암, 방광암 등 다양한 종류의 암의 발생빈도를 증가시킨다. 훈제 음식도 장기간 섭취하면 소화기암의 발생빈도를 증가시킬 수 있다.

알킬화제 물질

보통 겨자 가스라고 하는 머스터드 가스(mustad gas)는 DNA의 구조에 변형을 유발하여 암의 발생빈도를 증가시킨다. 제1차 세계대전 당시 겨자 가스탄의 사용으로 막대한 인명 피해를 낳았다.

감염과 기타 요인

바이러스성 감염이나 헬리코박터균의 감염도 암의 발생빈도를 증가시킨다. 단순포진 바이러스, 에이즈 바이러스 역시 암의 발생빈도를 증가시킨다. 경부자궁암의 주원인인 HPV 또는 우리나라에서 흔한 B형 간염을 일으키는 HBV 바이러스에 의해서도 간암 발생빈도가 증가한다. 위염을 일으키는 헬리코박터 균주의 감염도 장기간 지속되면 위암의 발생빈도를 높인다. 감염으로 인해 발생하는 암은 전체 암의 약 20% 미만으로, 현재 예방접종이나 간단한 치료로 감염으로 인한 암의 발생빈도를 감소시킬 수 있다.

스트레스에 장기간 노출되거나 호르몬제를 장기간 투여해도 여러 가지 암의 발생빈도가 높아진다. 여성 호르몬제인 피임약을 장기간 복용해도 유방암 발생빈도가 증가한다.

이처럼 DNA 손상을 야기하는 환경 조건, 즉 식생활, 방사선이나 화학물질에 대한 노출 빈도, 세균감염, 스트레스, 호르몬의 불균형, 기호식품 등 모든 요인이 원인으로 작용해 유사분열 과정에서 변이가 일어나 암세포를 만들 수 있다.

그러나 대부분 변이된 DNA는 다시 수정되거나 스스로 사멸한다. 살아남을 경우에도 면역세포들에 의해 대부분 제거되므로 변이된 세포가 생존할 확률은 매우 희박하다.

그러나 세포분열 시 순차적으로 다발 부위에 변이가 일어나서 성장인자와 제멋대로 반응하고 억제인자의 변이로 성장 억제기능이 상실되면 변형된 세포는 암세포로 전환될 확률이 무척 높아진다. 순차적 다발성 변이는 주위의 발암 환경에 장기간 노출될 때 일어난다.

이 경우 변형된 세포들이 견제체계를 피하여 돌연변이 형태로 살아남아도 세포가 스트레스를 받으면 나타나는 MIC-리간드 표지분자들이 세포 표면에 나타나게 된다. 또한 세포계획사(死)를 억제하기 위해 열충격 단백질(HSP)을 생성하게 된다.

이때 이런 분자들과 반응할 수 있는 수용체를 가진 세포들, 즉 NK세포, $\gamma \& \delta$ T세포에서 표현되는 수용체에 의해 암세포가 인지되고, 이 면역세포들이 활성화되어 MIC-리간드 분자를 표현하는 암세포들을 제거하게 된다. 또한 암세포에서 발현되는 열충격 단백질(HSP)의 경우는 대식세포(M_1 세포)가 가지고 있는 TLR 수용체■■에 반응하기 때문에 대식세포는 이러한 특징을 보이는 암세포를 제거할 수 있게 된다.

이처럼 면역세포들이 암세포를 공격하기 위해서는 우선 염증반응이 있어야 하고, IFN-r과 같은 사이토카인 단백질 농도가 증가해야 한다. 그러나 암으로 진행되는 세포들은 면역관용을 유도하기 위해 MIC-리간드 단백질과 열충격 단백질과 같은 표지분자들을 나타내

■■ **TLR 수용체** : 대식세포들이 침입원이나 비정상세포들을 공격하기 위해서는 그들에게서 나타내는 비정상적 표지분자들을 인식하여야 한다. 그 후 이 비정상적 표지분자와 결합할 수 있는 수용체들을 이용하여 그들과 결합한 뒤 식균작용이 일어나게 되어 제거하게 된다. 이러한 수용체가 TLR 수용체이다.

지 않거나, 대식세포에서 TLR 수용체가 활성화되는 것을 막기 위해 염증반응을 덜 나타나게 하는 방법 등으로 면역세포들의 공격을 피한다. 이렇게 면역체계를 벗어난 변형된 세포들은 암세포로 커지게 되고 안정적인 보금자리를 만들게 된다.

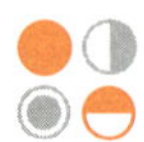

10년 동안 1억 개의 암세포가 만든
1cm의 암 덩어리

견제체계 기능의 상실과 암의 확장

암세포는 왜 서서히 자라고 10여 년이 지나도 그 크기가 1cm 정도밖에 되지 않을까? 그 이유를 알기 위해서는 암세포가 생성된 후 우리 몸에 어떤 변화가 일어나는지 알아야 한다.

정상세포에서 돌연변이로 변형되어 만들어진 암세포는 여러 단계를 거치면서 대부분 제거된다. 그러나 암세포는 멘델 법칙에 따라 주위 환경에 적응하면서 생존하는 방법을 스스로 터득하여 살아남는다. 다시 말해 대부분의 암세포는 세포분열을 통해 세포 수를 증가시켜도 면역감시체계에 의해 제거되지만 생존한 암세포들은 면역감시체계를 피하고 세력을 확장하는 방법도 알게 된다. 그 결과 변형된 암세포들의 증식과 성장에 많은 시간이 필요하게 되고, 상황에 따라 변신하면서 서서히 세력을 확장하여 커다란 암 덩어리로 성장한다. 즉, 맨 처음 세포 유사분열 과정에서 변이가 일어난 세포가 순차적으로 다른 DNA 서열에 또 다른 변이를 일으키면서 주위 환경에 적응하며 성장하는 것이다.

물론 이때 억제인자인 P53, pRb 같은 단백질을 만드는 유전자에 변이가 일어나지 않으면 견제체계인 체크 포인트에서 재수정되거나 죽게 된다. 이때도 성장인자 자극 등에 의한 신호전달체계가 지속적으로 활성화되면 억제인자 기능이 있어도 이 세포들은 지속적으로 세포분열이 일어나고 성장하게 된다.

또한 대부분의 암세포는 억제인자인 P53과 같은 유전자에 50% 이상 변이가 나타나므로, 결국 견제체계의 기능이 상실되고 비정상적인 세포주기가 자신의 세력을 확장하게 된다.

다시 말해 변형된 돌연변이 세포들이 면역감시체계의 감시 속에서 생존하면서 순차적으로 암세포 DNA 서열에 여러 번의 변이가 일어나고, 또한 억제인자들을 담당하는 유전자에도 변이가 일어나는 경우 암세포는 세력을 더욱 확장할 수 있게 된다.

양성에서 악성으로 넘어가는 시기

세포가 죽고 다음 세대의 세포가 태어나고 유사분열할 때까지를 세포의 한 세대라고 하는데, 이 과정을 통해 세포 덩어리가 2배로 커지는 시기를 더블타임이라고 한다. 유방암 세포의 경우 약 100여 일 걸린다. 그러므로 순차적 DNA 서열에 돌연변이가 와서 암세포로 되려면 많은 시간이 필요하며 암의 크기도 생각만큼 크지 않다. 변이된 세포가 1cm 크기의 유방암이 되는 데는 7~8년이라는 긴 세월이 필요하다.

비정상적으로 세포덩어리가 커진다고 해도 정상적인 규범 속에 있다면 양성종양이다. 이 양성종양이 시간이 지나면서 악성종양이 되는 과정을 생각해보자. 양성종양이 여러 차례 순차적 변이를 거쳐 견제체계까지 무너지게 되면 드디어 악성종양으로 변하게 된다. 그 예로 직장 내 용정(폴립)을 들 수 있다.

건강 체크 시 직장 내시경 검사를 하는 경우가 많은데, 이때 용정이라고 하는 폴립을 직장 내에서 발견하면 제거한다. 이 직장 폴립은 직장암 전 단계로 직장 내 상피세포가 세포분열 시 변이가 일어나서 성장한 것이다. 이처럼 폴립 형태가 된 세포들은 억제인자 P_{53}과 같은 유전자에는 변이가 일어나지 않았으므로 암 조직으로 완전히 변형된 것은 아니다. 지속적으로 성장하면서 주위의 조직을 파괴하는 단계는 아니기 때문에 악성종양(암)이 아니라 양성종양인 상태이다. 이런 세포들은 억제인자 유전자에 변화가 오면 언제든지 악성종양으로 발전하게 되므로 악성종양의 전 단계라고 표현한다. 따라서 검진 시 발견되면 즉시 제거하고 조직검사를 하게 된다.

암세포의 전 단계인 병소들은 여러 병명으로 여러 장기에서 발견되므로 1년에 한 번 이상 정기적으로 건강검진을 받는 것이 좋다. 다음 도표는 직장 내 폴립 형성 과정에서 암세포로 변형된 뒤 암세포가 커져서 전이가 일어나는 전 과정을 표로 나타낸 것이다.

염색체 자리			염색체 5g	염색체 12P	염색체 18g	염색체 17P
변화			소실	활성화	소실	소실
gene			억제단백질 APC 단백질 DNA 저메칠화	활성인자 K-ras	억제단백질 DCC	억제단백질 P$_{53}$ 여러 단계의 변화
조직의 변화	정상 상피 세포 →	정상 상피 세포의 증식 →	초기 양선선종 →	중간 양선선종 →	말기 양선선종 →	악성선종 → 전이

※1989년, B. Wogelstein 논표논물 인용

우리가 임상적으로 암을 진단받는 시기는 암 덩어리가 0.5cm 이상 성장했을 때다. 이 정도 크기가 되어야 영상촬영으로 확인이 가능하다.

암세포의 크기가 1cm라고 할 때, 암세포의 숫자는 약 10억 개 정도다. 암세포들은 면역관용과 면역감시를 피하는 방법을 터득하면서 면역체계에 적응한다. 그리고 생존한 암 줄기세포(cancer stem cell)

에 의해 장기간 살아남아서 10년간 1cm 정도로 자라나는 것이다. 그러나 일단 암세포들이 세력을 확장하기 시작하면 세포분열을 통해 기하급수적으로 그 수를 확장할 수 있다. 1cm 정도 크기의 암이 평균 2년 내에 서너 번의 세포분열을 통해 1kg 이상이 된다.

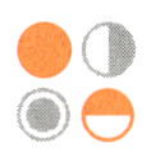

면역체계를 억제하는 효소들

면역감시체계의 국소적 반응

왜 암세포들을 암 형성 초기단계에서 정상적인 면역세포들에 의해 제거되지 못할까? 그 이유는 암세포의 형성 과정이 만성염증과 창상 치유 과정에서 나타나는 양상과 비슷하기 때문이다. 그리고 이런 과정은 암세포와 주위 세포들에 의해 분비되는 사이토카인에 기인한다. 암세포가 정상 조직 사이로 침범하면서 세력을 확장하면 주위 조직에서는 위험신호를 보내 내재면역세포들의 활성화를 유도한다. 이 과정은 만성염증이 있으면서 서서히 상처가 아무는 상태로 진행되는 것과 비슷하다. 예를 들어 피부에 만성염증이 있으면 육아조직이 만들어지고 주위에 가벼운 염증반응만 나타난다. 그런데 반복적 감염으로 만성염증이 생기면 주위 조직에 괴사가 일어나고 새로운 혈관이 형성되면서 면역세포가 활성화되기는 하지만 국소적일 뿐 면역체계 전체가 급격하게 활성화되지는 않는다.

일반적으로 조직괴사가 발생하면 단백질 분해효소인 MMP가 증가하게 되고 이는 기질조직을 더욱 파괴한다. 그리고 혈관상피성장인자(VEGF)■■ 등의 증가에 의해 새로운 혈관이 형성되면서 상처는 천천히 치유된다. 이때 상처에는 대부분 세균 감염이 일어나므로 대식세포들이 활성화되고 이들에 의해 IL-12 같은 사이토카인의 분비가 촉진된다. 그 결과 많은 T세포들과 NK세포에서 IFN-r을 분비하게 되어 면역체계가 활성화되고 그로 인해 적응면역세포들도 활성화되어 침입한 세균을 퇴치하게 된다.

그러나 **암세포가 정상세포 사이로 침투할 때 이런 세균 침입 과정은 일어나지 않고 창상 치유 과정의 마지막 단계인 기질 내 파괴, 새로운 혈관 형성만 나타난다. 따라서 주위의 정상 조직 세포에게 위험신호가 보내지기는**

■■ **혈관상피성장인자(VEGF)** : 새로운 혈관을 만들기 위해서는 자극인자가 필요하다. 혈관상피성장인자는 새로운 혈관형성을 촉진시키는 인자이다. 이들은 미성숙 수지상세포, M_2 대식세포 같은 세포들에 의해 만들어지고 저산소증, P_{53} 돌연변이 상태에서 그 농도가 더욱 증가한다.
암세포들이 세력을 확장하기 위해서는 새로운 혈관 형성이 촉진되어야 하고 이 같은 현상들은 암세포 주위 미세환경에 있는 미성숙 수지상세포, M_2 대식세포, 골수유래억제세포 등에 의해 혈관상피성장인자 농도를 증가시키게 된다.

하지만 확실한 면역체계를 활성화시킬 정도는 아니다. 다시 말해 대식세포에서 면역반응이 활성화될 때 나타나는 IL-12 같은 사이토카인의 분비는 일어나지 않으며 T세포도 활성화되지 않는다.

대식세포들은 암세포의 표지분자인 열충격 단백질(HSP)■■ 같은 특이 단백질에 반응하므로 활성화되기는 하지만 세균 침입처럼 왕성하게 활성화되지는 않는다. **이처럼 우리 몸의 면역 감시장치에서는 미미하고 국소적인 반응만 일어나게 된다.**

또한 정상 조직의 창상 치유 과정에서 기질이 파괴되고 새로운 혈관이 형성되는 시기가 되면 손상된 조직 내에서는 면역세포인 T세포, NK세포, 대식세포, 수지상세포의 기능을 억제시키는 사이토카인인 IL-10, TGF-β 등이 나오게 된다. 치유 과정에서 나타나는 이런 현상은 면역세포의 계속적인 공격으로 상처가 치유되는 과정이 억제되는 것을 막기 위해서이다.

이는 암세포가 기질 내로 파고들어가 기질을 파괴하고 새로운 혈관을 만드는 과정과 똑같다. 이 경우 역시 면역세포의 기능을 억제시키는 IL-10, TGF-β 등이 암세포와 주위세포에 의해 분비된다. 그러므로 면역체계가 잘 유지된 상태에서도 암세포는 정상조직을 파괴하고 새로운 혈관을 만들면서 면역관용을 유지한 상태에서 세력을 확

■■ **열충격단백질(HSP)** : 스트레스가 많은 세포에서 발현되는 단백질로서 세포자멸사 과정 중 미토콘드리아 내에서 시토크롬C 활성화를 억제시켜 세포자멸사 과정을 억제시키는 기능이 있다. 많은 암세포는 스트레스를 받은 상태로 만들어지므로 열충격 단백질을 많이 발현하여 암세포 자신이 세포자멸사 과정을 통해 죽는 것을 억제시키게 된다.

장시킬 수 있는 것이다.

면역체계를 무력화시키는 사이토카인

암세포가 세력을 확장할 때 면역세포들의 공격이 있기는 하지만 그 반응이 미미하고 국소적이기 때문에, 암세포와 주위 세포에서 여러 가지 사이토카인을 분비시켜 면역체계의 기능을 충분히 무력화시킬 수 있다.

이런 현상은 B형 만성간염의 경우 그 상태가 장기간 지속될 때 감염된 세포들이 암세포로 전환되고 기질 내 파괴와 새로운 혈관을 만들게 되는 현상에서 기인된다. 그 결과 B형 만성간염 환자의 경우 시간이 경과하면 간암으로 변형될 수 있다.

이처럼 암세포나 암세포 주위에 산재된 여러 세포들에 의해 분비되는 사이토카인 중 TGF-β, IL-10, IL-6 등과 그들이 만들어내는 억제기능을 가진 효소들, 즉 MMP, COX-2/PGE2, IDO, ARG, NOS 등에 의해 면역체계가 억제되기 때문에 암세포가 세력을 팽창시킬 수 있고 초기 암세포 성장 시 암세포가 면역체계에 의해 제거되지 않는다.

■■ **사이토카인 TGF-β** : 면역세포들의 활성화된 T세포나 대식세포, 암세포 등에서 분비되는 사이토카인으로 면역세포가 지나치게 활성화되는 것을 막는다. 이들은 염증반응을 야기시키는 IL-1, TNF와는 정반대의 역할을 한다.

■■ **사이토카인 IL-10** : 활성화된 대식세포나 암세포 또는 조절T세포에서 분비된다. 그 결과 대식세포가 활성화되는 것을 억제한다.

■■ **사이토카인 IL-6** : 활성화된 대식세포, T세포, 섬유아세포 혈광상피세포 등에서 분비되는 사이토카인으로 내재면역에서는 염증반응을 일으키고 골수에서 호중구 생산을 증가시킨다. 반면 적응면역에서는 B세포 성장과 특성 항체 형성을 촉진시킨다. 사이토카인 IL-6 농도가 증가하면 면역세포들의 활성화가 떨어진다.

■■ **MMP** : 기질 내 단백질을 분해시키는 효소로 M_2 대식세포들 같은 창상 치유 마지막 단계에서 나타나는 세포들에 의해 만들어진다. 그 결과 기질 내 단백질을 파괴해 재조성하는 역할을 한다. 암세포가 기질 내에서 형성될 시 창상 치유 과정과 유사한 과정이 일어나므로 암세포 주위 세포들에 의해 만들어진 MMP 효소에 의해 기질 내 파괴가 일어나고 그사이로 암세포들이 뻗어나가게 되고, 새로운 혈관들의 형성을 촉진시키게 된다.

■■ **COX-2 / PGE2** : 독성물질인 NO는 COX-2 효소를 활성화시켜 PGE2 형성을 촉진한다. 또한 암세포가 세포자멸사를 하지 않게 하고 새로운 혈관형성을 촉진한다. 그러므로 암세포와 암 주위 세포에서 만들어지는 NOS 효소에 의해 유독물질인 NO가 만들어지면 활성화된 T세포들을 억제시키고 압세포들의 증식과 버식을 촉진시키게 되다
유독물질인 NO농도가 증가되면 PEG2 농도가 증가되고 COX-2 효소의 농도도 함께 증가한다. 더불어 MMP 효소도 증가하고 VEGF농도도 증가한다. 그 결과 기질 파괴와 새로운 혈관 형성을 촉진시켜 암세포들이 더욱 기질 내로 파고들어 세력을 확장하게 된다.

■■ **IDO** : IFN-r에 의해 면역세포들이 너무 활성화될 경우 정상 면역체계에서 활성화된 수지상세포 내에서 IDO 단백질 농도가 증가하여 활성화된 면역체계를 억제하게 된다. 이 같은 과정이 암세포와 암세포 주위환경에 있는 세포들에 의해 비정상적으로 면역체계를 억제시키게 된다.

■■ **ARG/NOS** : 이들은 단백질 L-arginine과 반응한다. ARG(arginase)는 L-arginine 단백질과 반응하여 Urea와 L-arginine으로 만들어 L-argine으로 고갈시킨다. 그 결과 T세포에서 신호전달체계에 절대적으로 필요한 δ사슬이 만들어지지 않아 T세포들이 무기력해지고 소멸된다.
또한 NOS는 L-arginine 단백질과 반응하여 독성물질인 NO와 citralline으로 바뀐다. 그래서 NOS 농도가 증가되면 유독성 물질인 NO 형성이 촉진되어 세포가 자멸사하게 된다. 암세포와 그 주위 세포들에서 만들어지는 효소 NOS, ARG 등에 의해 면역세포들의 활성화가 억제되고 사멸하도록 유도한다.

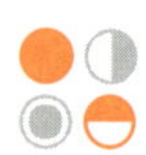

암세포가 터득한 생존의 비법

암세포가 살아남는 법, 면역관용

이처럼 정상적인 면역감시체계에서 교묘한 방법으로 변형된 돌연변이 세포가 암세포로 자리 잡으면서 서서히 세력을 키우고 그 수를 늘려가며 점차 커진다. 이 과정에서 암세포들은 면역세포들의 공격을 피하기 위해 여러 가지 방법을 동원하여 면역감시체계를 벗어나 생존하는 방법을 터득하게 된다.

이처럼 면역감시체계를 회피하는 방법을 면역관용이라고 하며, 멘

델의 법칙에 의해 건강한 면역감시체계에서 생존한 암세포들에 나타난다.

암세포에서 나타나는 면역관용은 크게 나누어 암세포가 스스로 만들어내는 면역감시 회피와 암세포와 주위 세포들에 의해 만들어지는 암세포 주위의 미세환경, 다시 말해 암세포와 면역세포가 서로 싸우는 전쟁터 환경의 변화 등으로 나눌 수 있다.

우선 암세포에서 나타나는 면역관용, 즉 면역세포들의 공격을 회피하는 방법을 살펴보자.

첫째, 암세포도 정상세포에서 유래한 세포이므로 주민등록증 같은 고유 표지분자를 나타내는데, 노출을 피하기 위해 자기를 표시하는 암 항원을 운반하는 주조직적합항원 단백질 형성을 억제하여 암 항원을 덜 나타나게 한다. 그러나 주조직적합항원이 완전히 나타나지 않을 때 암세포들은 면역세포인 NK세포들의 집중적인 공격을 받아 죽게 된다.

둘째, 암세포도 세포자멸사 과정이 일어날 수 있으므로 세포자멸사를 유도하는 표지분자인 FAS-L 같은 인자를 노출시키면 면역세포들의 공격으로 FAS-L 인자가 활성화되어 죽게 된다. 그래서 암세포는 세포자멸사를 유도하는 인자들을 세포벽에서 떨어뜨려 이 같은 과정이 일어나지 않게 한다.

셋째, 암세포 자신이 면역세포들의 기능을 억제시키는 물질인 사이토카인 TGF, IL-10 같은 단백질을 분비하여 자신을 공격하는 면

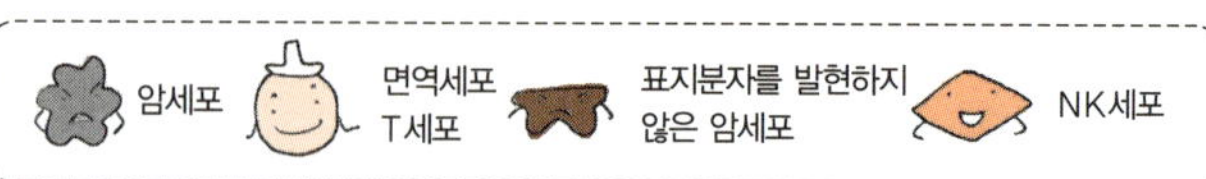

1) 암세포 내에서 주조직적합항원 단백질을 덜 만들어 자기 자신을 표지하는 암항원 별현을 떨어뜨린다.
2) 암세포 자신이 가지고 있는 표지분자 FAS-L을 체액으로 방출하여 면역세포들과 반응케 하여 면역
   세포들에 의한 세포자멸사 과정을 회피한다.

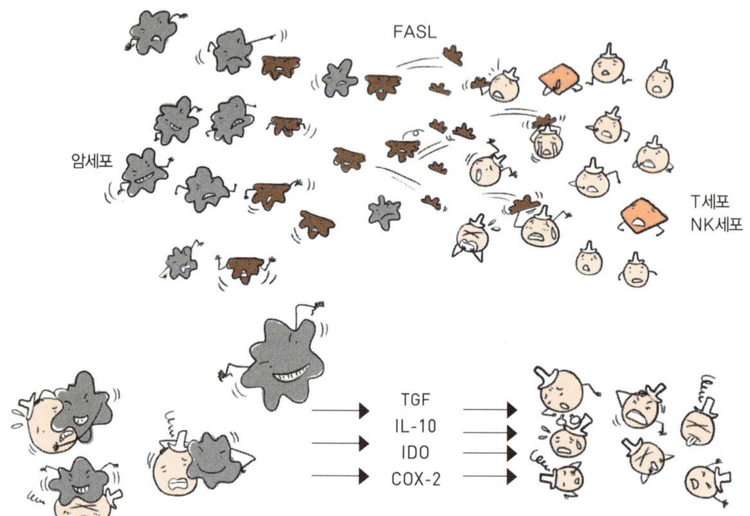

암세포와 T세포가 부착될 시 활성화된 T세포가 암세포를 죽이는 것이 아니고 암세포가 B7-H1, PDLI-H2 신호전달체계를 활성화시켜 오히려 공격하는 T세포들을 죽인다.

면역세포들이 암세포에서 분비되는 면역세포 억제기능을 가진 IL-10, TGF 그리고 IDO, COX-2 같은 효소에 의해 무력화된다.

이런 과정을 통해 면역관용이 일어나 암세포들은 정상적인 면역체계에서도 살아남아 세력을 더욱 확장시키면서 커지게 된다. 더불어 나이가 먹을수록 암의 발생빈도가 증가하는 요인을 면역학적으로 살펴보면, 나이가 먹을수록 T세포 형성에 관여하는 흉선이 위축되어 새롭게 만들어지는 미성숙 T세포들은 거의 없고 기억T세포들만 존재하게 된다. **기억T세포**는 이미 항원반응을 한 T세포이므로 기억T세포의 항원수용체는 새롭게 만들어지는 암 항원에는 반응이 일어나지 않는다. 그 결과 변이에 의해 형성된 암세포들에 의해 계속 바뀌는 암 항원에 대한 대체능력이 월등히 떨어진다. 그러므로 활성화된 기억T세포들이라도 변형된 암 항원을 찾지 못하게 되어 암세포에 대한 면역관용이 더욱 많이 일어나게 된다.

역세포들을 무력화시킨다. 뿐만 아니라 여러 가지 독성 물질도 분비해 면역세포들의 기능을 저하시킨다. 그 외에도 면역세포가 암세포를 공격할 때, 역으로 암세포가 면역세포인 T세포에게 면역세포 기능을 억제시키고 죽도록 유도하는 신호를 보내 오히려 T세포를 죽게 만든다.

이처럼 여러 가지 방법을 동원하여 암세포들은 면역체계를 무력화시키고 세력을 확장한다. 즉, **암세포들은 자신을 표현하는 암 항원 자체를 적게 나타나게 하고 T세포들의 면역 공격을 무력화시키는 여러 물질들을 분비하면서 세포자멸사로 죽지 않도록 스스로를 보호하는 물질을 분비한다. 또한 암세포에서 나타나는 면역관용을 극복하고 활성화된 T세포가 암세포를 공격하면 암세포들은 이 T세포들의 공격을 억제시키는 신호전달체계를 활성화시켜 T세포들을 무력화시켜 죽게 만든다.**

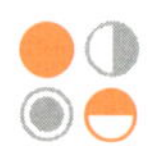

암세포 주변의
'미세환경' 이라는 전쟁터

암조직 주변의 조절T세포

암세포와 암세포 주위 미세 환경에 산재된 많은 세포들은 여러 사이토카인(IL-10, TGF-β)을 분비하고, 이는 면역세포들의 활성화를 억제하고 암세포의 공격을 중간에서 차단하는 역할을 한다. 미세환경에 산재되어 있는 세포들과 그들의 역할에 대해 자세히 살펴보자.

면역세포들이 침입원이나 변형된 세포들을 공격해 죽이기 위해서는 우선 두 세포가 서로 밀착해야 하고 면역세포 내에 있는 세포독성

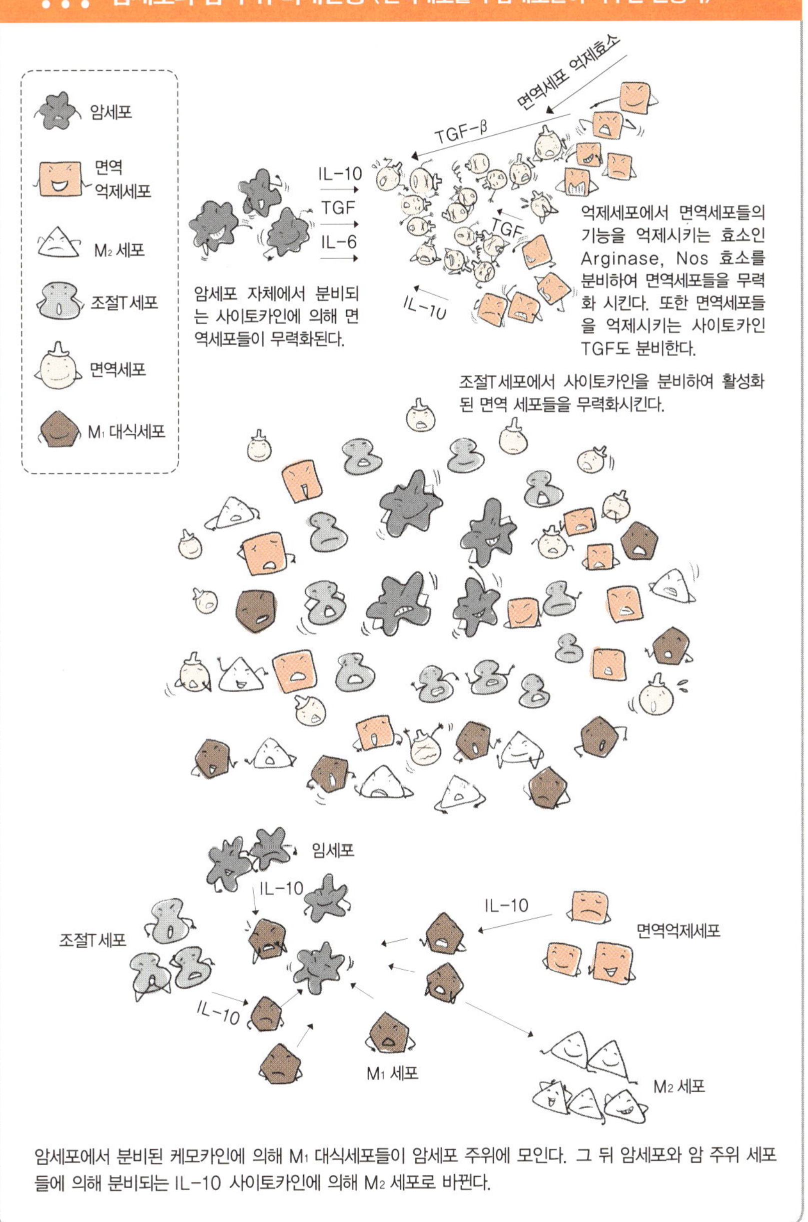

암세포에서 분비된 케모카인에 의해 M₁ 대식세포들이 암세포 주위에 모인다. 그 뒤 암세포와 암 주위 세포들에 의해 분비되는 IL-10 사이토카인에 의해 M₂ 세포로 바뀐다.

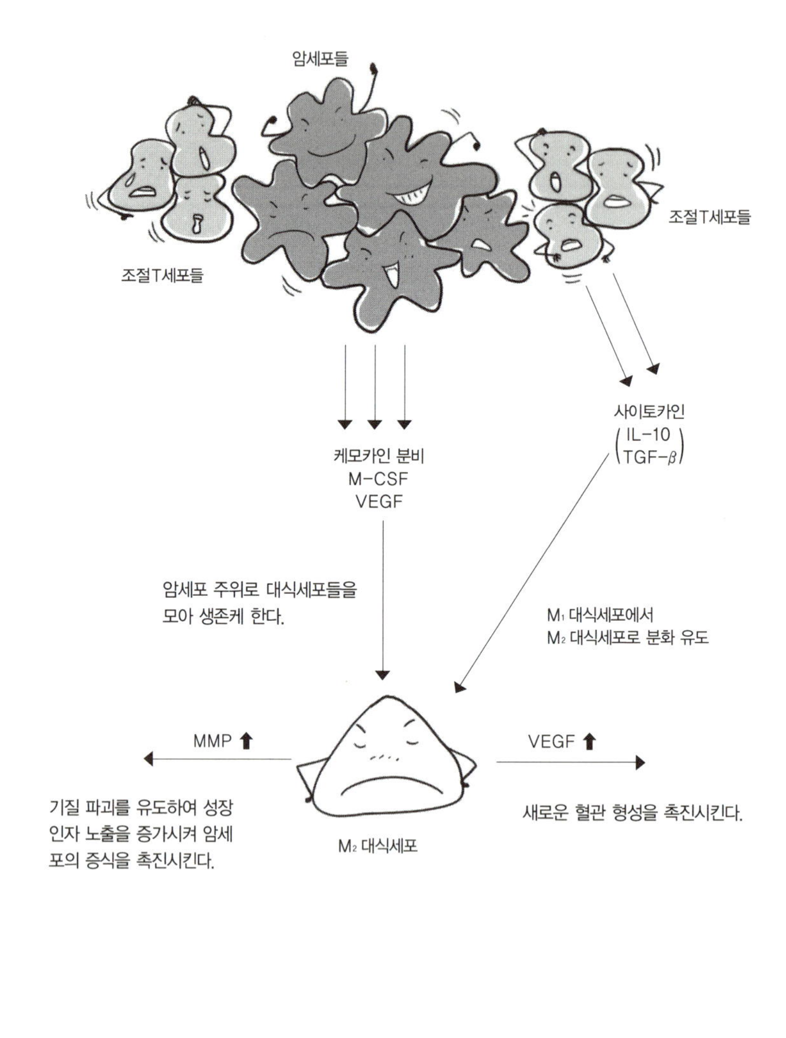
암세포들
조절T세포들
조절T세포들
케모카인 분비
M-CSF
VEGF
사이토카인
IL-10
TGF-β
암세포 주위로 대식세포들을
모아 생존케 한다.
M₁ 대식세포에서
M₂ 대식세포로 분화 유도
MMP
VEGF
기질 파괴를 유도하여 성장
인자 노출을 증가시켜 암세
포의 증식을 촉진시킨다.
M₂ 대식세포
새로운 혈관 형성을 촉진시킨다.

물질을 삽입해야 한다. 따라서 면역세포와 공격하는 세포 사이에 어떤 환경이 조성되어 있느냐에 따라 면역세포의 기능이 증가될 수도 있고 억제될 수도 있다. 즉, 암세포와 암세포 주위 세포들에 의해 만들어지는 미세환경이 면역세포들의 공격에 지대한 영향을 미치게 되는 것이다. 그렇다면 암세포와 암세포 주위 세포에 의해 만들어지는 미세환경에 대해 자세히 알아보자.

암세포가 자리를 잡고 서서히 커지면 정상세포에서는 볼 수 없는 변화가 암세포 주위에 일어나게 된다. 이런 변화는 암세포에서 만들어져 분비되는 물질, 다시 말해 사이토카인 IL-10, TGF 같은 단백질이나 부착분자들에 의한 것이다. 우선 암세포 주위에 조절T세포들이 많이 모이게 된다. 수술 후 암 조직을 살펴보면 암세포 주위에 많은 림프구가 침전되어 있고 이 림프구 중 30~40%는 **조절T세포**가 차지한다. 이들은 활성화되면 암세포들을 공격하는 T세포들의 기능을 저하시키는 역할을 한다. 따라서 암세포 주위에 조절T세포기 많이 분포되어 있을수록 면역세포인 T세포의 기능이 억제되어 공격하는 면역세포 기능이 떨어진다.

이 림프구가 침전된 바깥쪽에는 대식세포들이 많이 분포해 있다. 이 대식세포들은 앞서 언급했듯이 암세포에서 분비하는 사이토카인 단백질에 의해 이미 면역세포로서의 기능을 잃었다. 또한 창상 치유 과정 마지막 단계에서 나타나는 **M₂ 대식세포**처럼 암세포 편에서 기질 내 단백질을 분해하는 효소를 분비하고 새로운 혈관형성을 촉진시켜 암세포들이 성장하도록 도와주는 세포로 바뀐 상태다.

그리고 M₂ 대식세포와 더불어 미성숙 수지상세포들도 많이 분포하게 된다. 미성숙 수지상세포는 T세포에 항원을 제시할 수 없는 상태이므로 본래 기능인 항원제시전문세포 기능을 잃었다. 다시 말해 아직 전문 훈련병을 교육시킬 수 있는 준비가 안 된 교관이므로 전문 훈련병인 적응면역세포인 T세포들에 아무 도움도 주지 못한다. 이처럼 **미성숙 수지상세포**가 암세포 주위에 많이 있게 되면 T세포가 활성화되지 못해 암세포를 인식하지 못한다. 당연히 암세포를 공격할 수조차 없다.

또한 M₂ 대식세포나 미성숙 수지상세포들은 여러 가지 효소나 독성물질을 분비하여 활성화된 T세포들의 공격을 무력화시켜서 오히려 암세포 편에 서서 면역세포들의 공격을 약화시킨다.

이처럼 암세포 주위의 미세환경에 면역체계를 약화시키는 여러 세포들이 모여 있게 되면 이들이 분비하는 여러 종류의 사이토카인에 의해 싸우러 나간 면역세포들이 무력화된다. 즉, 암세포들과 싸우기도 전에 이미 면역세포는 기능이 떨어지고 소멸되는 것이다.

그래도 면역세포들은 암세포를 공격한다

암세포들은 세력을 점차 확장시키면서 골수에서 **미성숙 억제세포들**이 혈액 내로 나오도록 유도한다. 미성숙 억제세포들이 골수에서 정상적으로 만들어지면 대식세포, 수지상세포, 과립백혈구 같은 면역세포가 되지만, 미성숙 상태에서는 오히려 면역세포들의 기능을 억제시키는 사이토카인을 분비한다. 이런 사이토카인은 면역세포 기능을 가진 M_1 대식세포를 M_2 대식세포로 전환시키고 NK세포, T세포들의 활성화를 억제시켜 암세포와 싸울 수 없게 만든다. 보통 암의 크기가 클수록 골수유래억제세포가 혈중에 증가한다. 다시 말해 암이 진행되고 덩어리가 커지면 혈중 내 골수유래억제세포의 분포도가 증가한다. 항암치료로 암의 크기가 줄면 혈중 내 골수유래억제세포의 분포도도 떨어진다. 미성숙 수지상세포도 일종의 골수유래억제세포이므로 암 주위에 미성숙 수지상세포의 분포도가 증가하면 면역세포들이 무력해지고 자멸하게 된다.

또한 골수유래억제세포들은 만성염증반응 상태에서 많이 만들어지므로 지속적으로 만성염증이 있는 부위가 암으로 잘 전환되는 것은 골수유래억제세포에 원인이 있는 것으로 생각된다.

암 부위에 염증이 있으면 예후가 매우 나쁜데, 그 이유 역시 골수유래억제세포가 증가하기 때문인 것으로 보인다. 이처럼 암세포와 암세포 주위의 미세환경에 의해 만들어지는 면역관용과 면역억제 기능에 의해 암세포들은 서서히 자라면서 세력을 키워 점점 덩어리 형태로 커진다. 그러나 이 같은 과정에서도 많은 암세포들은 우리 몸속에 있는 NK세포, 대식세포, T세포 등은 열심히 암세포들을 공격하고 죽인다. 그 때문에 암세포 덩어리가 급격하게 커지지 못하고 서서히 자라는 것이다. 이 과정은 다음 장에서 자세히 살펴보자.

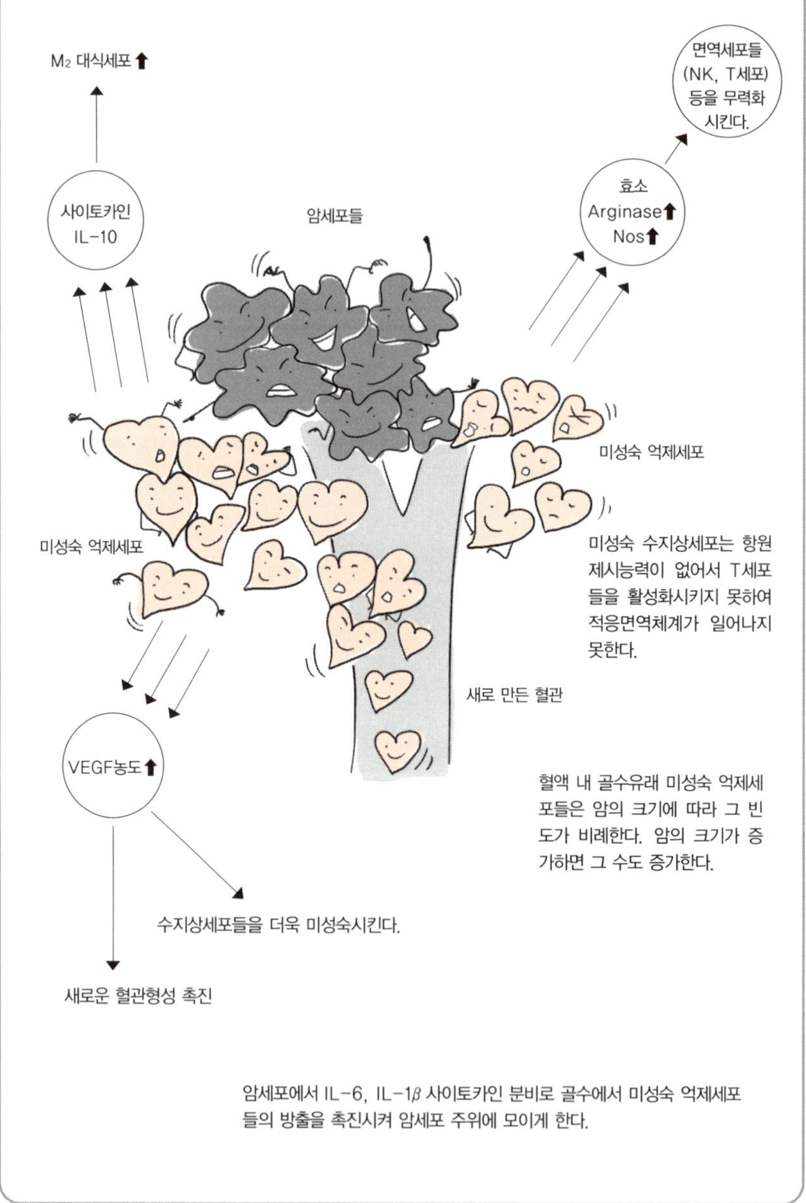
M₂ 대식세포
사이토카인 IL-10
암세포들
면역세포들 (NK, T세포) 등을 무력화 시킨다.
효소 Arginase Nos
미성숙 억제세포
미성숙 수지상세포는 항원 제시능력이 없어서 T세포들을 활성화시키지 못하여 적응면역체계가 일어나지 못한다.
미성숙 억제세포
새로 만든 혈관
VEGF농도
혈액 내 골수유래 미성숙 억제세포들은 암의 크기에 따라 그 빈도가 비례한다. 암의 크기가 증가하면 그 수도 증가한다.
수지상세포들을 더욱 미성숙시킨다.
새로운 혈관형성 촉진
암세포에서 IL-6, IL-1β 사이토카인 분비로 골수에서 미성숙 억제세포들의 방출을 촉진시켜 암세포 주위에 모이게 한다.

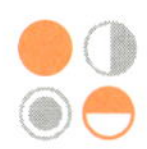

암세포가 세력을 넓혀가는 방법

암세포의 평행 시기와 세력 확장 시기

면역감시체계에서 살아남은 암세포들은 산전수전 다 겪은 무시무시한 세포가 된다. 이들 암세포를 암 줄기세포(cancer stem cell)라고 한다.

이 시기가 지나면 암세포와 주위 세포들에 의해 미세환경이 만들어진다. 암세포와 면역세포가 싸우는 중간 부분에 암세포 편에서 싸우는 적병들이 형성되어 공격하는 면역세포들을 무력화시키는 것이다. 그 결과 암의 크기가 크게 변하지 않는 암세포들의 **평행 시기**가 된다. 이때에는 암 세력과 면역세포의 공격력이 서로 비슷하여 어느 쪽으로도 그 세력이 편중되지 않는다. 이 시기는 경우에 따라 장기간 지속되는데, 암세포의 크기가 1cm가 되는 데 7~8년 정도 걸리는 것도 이 평행 시기가 오래 지속되기 때문인 것으로 보인다.

이 시기를 벗어나면 암세포의 세력이 면역세포의 공격력보다 훨씬 강해진다. 이 시기를 암세포의 **세력 확장 시기**라고 한다. 암세포들은 그 수가 급격하게 늘어나는 반면 면역세포의 공격력은 오히려 약화된다. 따라서 암세포들이 점차 덩어리를 만들게 되고 새로운 혈관을 만들면서 암 주위의 미세환경을 더욱 확장시켜 면역체계를 한층 더 무력화시킨다.

암세포가 덩어리가 되면 세력을 전신으로 파급하기 위해 전이라는 방법을 통해 다른 장기 내로 암세포를 뿌려 그곳에서 자라게 한다. 먼저 3mm 정도 되는 덩어리로 자라면 암세포들은 주위의 세포들을 이용하여 새로운 혈관을 만들도록 유도한다. 그런데 암세포는 그 크기가 5mm 이상 되어야만 영상촬영이 가능하다.

5mm 암 덩어리의 암 세포 수는 10^8~10^9개 정도로, 암세포가 스스로 새로운 혈관을 형성하면서 기질 내로 불규칙하게 파고들어간 상태다. 또한 암 주위에 미세환경을 형성한 상태이므로 면역세포들이 활성화되는 것을 억제시킨다. 즉, 아무런 규제 없이 세력을 확장하는 시기인 것이다.

원발성 암의 혈관형성 억제

이처럼 암세포들이 암 세력 확장 시기를 거쳐 덩어리를 형성하게 되면 다른 장기에 암세포들을 파급시켜 자리 잡게 유도한다. 이 과정을 암세포의 전이라고 한다.

암 덩어리가 다른 장기로 전이될 확률은 매우 낮아서 암세포 1만 개 중 1개 정도이다. 다음의 5단계를 거쳐야만 암세포의 전이가 이루어질 수 있다.

● 1단계 초기 형성된 장소에서 암세포가 이탈해야 한다.
● 2단계 다른 장소로 이동하기 위해 혈관이나 림프관 내로 들어가야 한다.
● 3단계 혈관이나 림프관에서 전이가 일어날 장기 안으로 암세포가 빠져나와야 한다.
● 4단계 암세포가 그 수를 확장시키고 커져야 한다.
● 5단계 새로운 보금자리를 차지하기 위해서는 암세포 덩어리에 혈관이 새롭게 형성되어야 한다.

암세포는 기질 내로 불규칙하게 파고들면서 기질 내에 분포되어 있는 림프관, 혈관 등을 통과하는데, 이때 떨어져 나온 암세포들이 다른 장기로 이동하게 된다. 이처럼 떨어져 나온 암세포들은 혈관을 따라 이동할 경우 처음 통과하는 장기 안에 자리를 잡게 된다. 유방암이 혈액을 따라 이동할 경우 혈액순환 과정에서 첫 번째로 통과하는

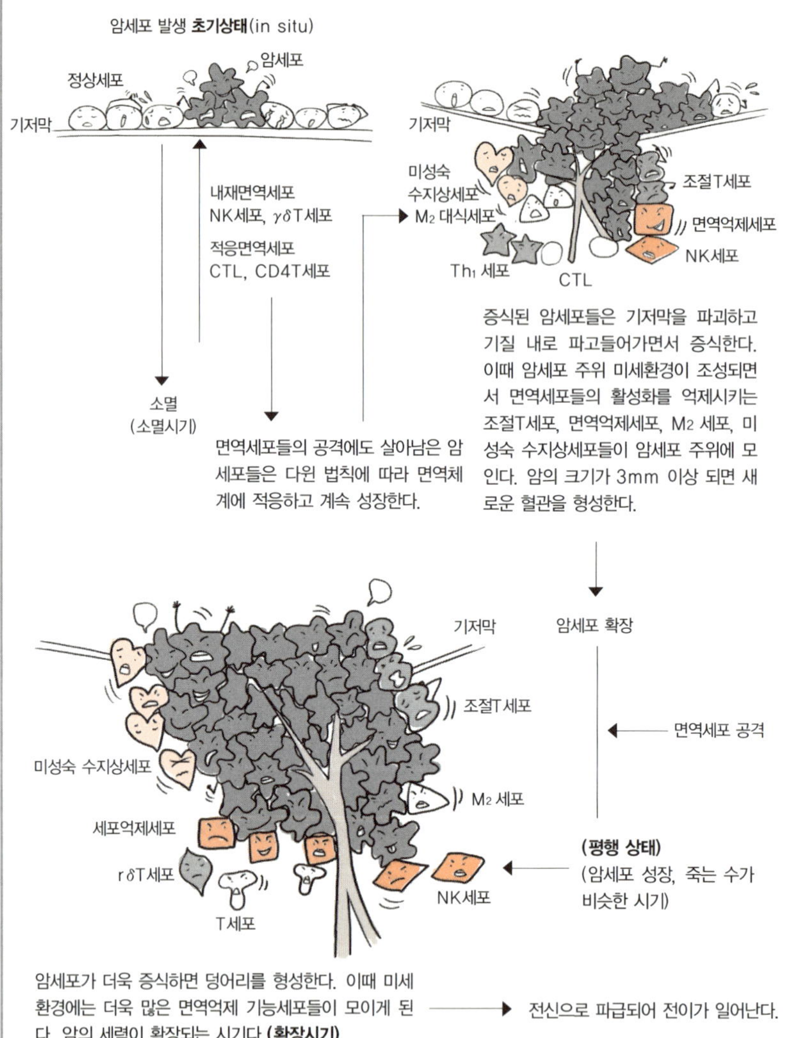

면역세포들의 공격에도 살아남은 암세포들은 다윈 법칙에 따라 면역체계에 적응하고 계속 성장한다.

증식된 암세포들은 기저막을 파괴하고 기질 내로 파고들어가면서 증식한다. 이때 암세포 주위 미세환경이 조성되면서 면역세포들의 활성화를 억제시키는 조절T세포, 면역억제세포, M₂ 세포, 미성숙 수지상세포들이 암세포 주위에 모인다. 암의 크기가 3mm 이상 되면 새로운 혈관을 형성한다.

암세포가 더욱 증식하면 덩어리를 형성한다. 이때 미세환경에는 더욱 많은 면역억제 기능세포들이 모이게 된다. 암의 세력이 확장되는 시기다. **(확장시기)** ⟶ 전신으로 파급되어 전이가 일어난다.

암세포가 혈관을 만드는 시기가 3mm 정도 크기고 영상촬영으로 발견되는 크기는 5mm 이상이므로 보통 $10^8 \sim 10^9$의 암세포들이 증식되어야만 진단이 가능하다. 진단했을 때는 암세포들이 새로운 혈관을 만들고 기질 내 파괴가 일어난 상태이며 암 주위 미세환경은 면역감시 기능을 무력화시키는 면역억제세포들을 모은 상태이므로 암세포들은 아무런 규제 없이 불규칙한 유전자 돌연변이 상태로 분열하여 무한정 커지게 된다.

장기가 폐이므로 폐에 잘 전이되고, 대장암인 경우에는 간에 잘 전이된다.

전이될 장소에 암세포가 도착하면 암세포의 표지부착분자들과 혈관상피세포의 부착분자들이 서로 반응하여 암세포들이 혈액순환 과정에서 혈관벽에 붙은 후 장기 내로 빠져나오게 된다.

이 과정은 염증반응이 있을 때 백혈구들이 염증반응이 일어나는 조직의 혈관벽으로 이동하여 손상받은 조직 내로 빠져나오는 것과 비슷해 보인다. 이렇게 해서 암세포가 전이될 장기 내로 이동하면 지속적인 분열을 통해 그 수를 늘리고 크기를 확대한다. 하지만 주위 면역세포들의 공격으로 크기가 아주 작기 때문에 미세 전이 상태이다. 또한 자신을 위한 혈관을 아직 형성하지 못한다.

그러므로 일단 전이된 암세포들이 커다란 덩어리로 성장하기 위해서는 새로운 혈관을 만들어야 한다. 대부분의 암세포는 그 크기가 2~3mm 이상 되면 자기 자신을 위한 새로운 혈관형성이 필요하다.

그러나 전이가 진행된 암세포는 미세 전이 상태에서 대부분 죽게 되고 소수만이 성장과 죽음을 반복하므로 수년간 그 크기가 자라지 못하고 작은 암세포 덩어리로 있게 된다. 그러므로 전이된 곳에서 떨어져 나온 암세포에서 확장이 일어나고 새로운 혈관이 만들어져야 '전이가 일어났다'고 정의할 수 있는 것이다.

그런데 이런 현상이 일어나는 것은 암세포의 특성에 기인한다. 원발성 암세포들과 암 주위 조직세포들은 전이된 암세포의 성장을 억제시키고 새로운 혈관형성을 막아 자기 자신만 성장할 수 있도록 유도한다. 다시 말해 암세포는 자기중심적이므로 자신에서 떨어져 나가 새로운 보금자리를 만들려는 분신의 성장, 확장을 억제시키는 물질을 분비한다. 안지오스타틴(angiostatin), 엔도스타틴(endostatin) 같은 물질은 원발성 암세포들이 분비하는 물질로, 전이를 일으킨 암세포들의 새로운 혈관 형성을 억제시킨다. 그래서 전이가 일어난 원발성 암은 전이가 일어난 곳보다 암의 크기가 월등히 크다. 이 경우 원발성 부위의 암 조직을 제거하면 원발성 암에서 억제시키는 물질이 분비되지 않아 전이된 암세포들이 급격히 커지게 된다. 그래서 전이가 일어난 원발성 암인 경우 수술로 제거하지 않는 이유가 바로 여기에 있는 것이다. 간혹 암을 제거했더니 암이 더 빨리 자라서 생명이 단축됐다고 하는 이유도 여기에 있다.

전이된 암세포가 자신의 혈관을 갖게 되면 전이가 완전히 이루어져 원발성 암처럼 자신의 영역을 만들고 면역세포들의 기능을 억제시키며 서서히 자란다.

암세포를 제거하는

NK세포와 T세포

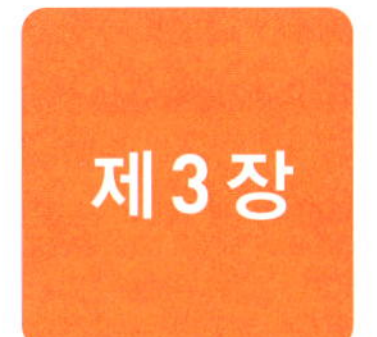

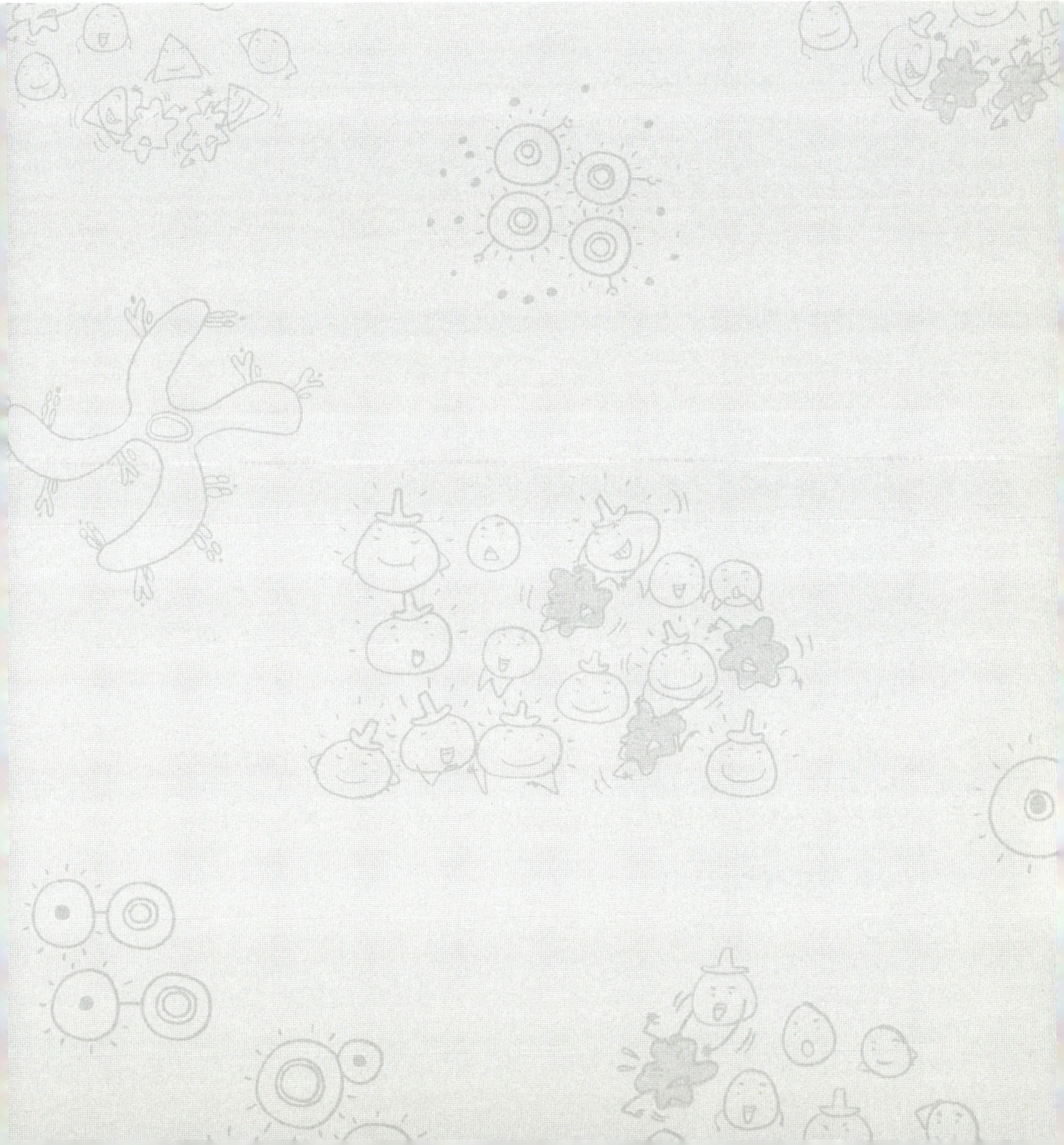

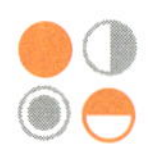

간단하면서 복잡한 암 치료의 원칙

각기 다른 목적을 가진 완화치료와 근원적 치료

　병원에 내원하여 똑같이 암으로 진단받은 경우에도 환자의 상태는 모두 다르다. 암 치료의 원칙은 간단하면서도 매우 복잡하다. 최대한 암세포를 죽여야 하지만 그 과정에서 정상세포들도 같이 죽기 때문이다. 암 조직이 국소적으로 나타나는 경우에는 **수술이나 방사선** 치료 등을 선택하고, 암세포가 전이되어 전신에 퍼졌을 때는 **항암화학요법, 호르몬요법, 면역요법** 등으로 치료한다.

암이 전신으로 퍼진 경우 국소적 치료요법인 수술은 무의미하다. 이때는 전신요법을 시행해야 한다. 수술이나 방사선 요법으로 국소적 치료요법을 병행할 수 있는 환자는 항암화학제 치료를 하는 환자들보다 예후가 좋다.

폐암으로 진단받은 환자 중 75% 이상은 수술을 못하고 항암화학제 치료를 하게 된다. 폐암의 경우 생존율이 매우 낮다. 그러므로 암 치료의 효과를 극대화하기 위해서는 조기 진단으로 암을 찾아내어 수술 등의 방법으로 근원을 제거하는 것이 가장 좋다.

암 치료의 목적은 암조직을 제거하고 잔존한 암세포들을 완전히 소멸시키는 것이다. 그러나 대부분은 이 같은 결과를 얻기가 힘들다. 조기에 암을 발견하여 크기가 크지 않고 주위 조직에 세력이 파급되지 않은 상태일 때 암조직을 제거해야 암으로부터 해방될 수 있다. 그러나 이미 암 세력이 주위 장기나 림프절로 전이된 경우가 많다. 이런 경우 치료 시 많은 어려움을 겪게 된다. 진단 시 전이된 곳이 국소적으로 나타날 때는 수술을 먼저 시행한다. 암 덩어리를 제거할수록 암 세력으로 야기되는 면역억제 기능을 떨어뜨릴 수 있기 때문이다. 그 뒤 남은 암세포와 전이된 부위의 암세포들은 항암화학치료, 방사선치료, 표적치료, 면역치료 등을 병행하거나 하여 암세포들을 제거하게 된다.

암의 크기가 1cm로 자라기 위해서는 30번의 유사분열을 거쳐야 한다. 1cm 크기의 암 덩어리는 약 10억 개의 암세포로 이루어진다. 암세포의 종

류에 따라 유사분열을 하는 시간, 즉 더블타임이 다르다. 대개 1cm 크기에서 서너 번만 유사분열이 진행되면 1kg 이상의 큰 덩어리로 발전한다.

CT나 MRI상 암의 직경 크기가 0.5cm보다 작으면 찾을 수가 없어 정상 상태로 진단된다. 그러나 서너 달 뒤에 다시 검사하면 암으로 판명되는 이유가 바로 여기에 있다.

암은 크기가 작을수록 치료하기 쉽다. 면역억제 기능도 아직 약한 상태이고 약에 대한 내성도 약해서 근원적인 치료가 가능하기 때문이다. 그러나 암의 크기가 크면 면역 기능이 억제되고 약물 투여에 대한 내성이 생겨 근원적인 치료가 거의 불가능한 상태가 된다.

그러므로 암 치료 시 여러 조건들을 생각해야 한다. 우선 환자의 상태를 참고하여 암 치료의 목적을 설정한다. 영상촬영과 암의 조직 표본 결과를 통해 어디까지 암 세력이 파급되어 있는지 TNM 체계에 대입하여 진행 상태를 파악한다. 다시 말해 환자의 암 치료 목적이 **근치치료**인지 **완화치료**인지 먼저 정한 후 치료해야 한다는 것이다.

수술과 방사선 치료로 국소적 병소를 완전히 제거할 수 있다. 나이가 젊고 건강이 양호하며 암의 크기가 크지 않을 때는 항암화학치료에 내성도 덜 생기므로 근원적인 치료를 목적으로 한다. 그러나 암 세력이 전신에 파급된 말기 상태, 즉 국소적 치료가 불가능하여 항암화학치료제를 사용할 때는 근치치료보다는 완화치료를 목적으로 한다. 그때는 삶의 질을 높이고 동통을 완화시키며 삶을 연장하는 것을 목표로 삼는다. 또한 항암화학치료 시 부작용이 심각하게 나타나고

급속히 내성이 생겨 암 세력이 지속적으로 커질 경우에는 항암치료
만 고집하지 말고 보조적 치료방법을 강구해야 한다.

항암치료의 긍정적인 결과와 그에 대한 부작용으로 나타나는 삶의
질 저하, 경제적 손실 등을 함께 고려해야 한다. **완화치료**는 근원적
치료가 아니라 환자의 삶의 질을 높이면서 동통을 완화시키고 앞으
로 다가올 상황을 편안하게 받아들이도록 하며 삶을 연장시키는 것
에 중점을 둔다.

국소적 치료요법(수술 및 방사선 치료)과 항암화학제

전신으로 암 세력이 번졌거나 다른 장기로 전이가 일어났을 경우
수술이 불가능하다. 수술이 가능한 경우에는 암이 파급된 부위를 가
능한 한 광범위하게 제거해야 하며 그 뒤 항암화학치료를 시행해야
한다.

방사선 치료에 잘 반응하는 경우에는 방사선 치료만 히지만, 국소
적으로 전이되거나 원발성 부위가 국한적일 경우 또는 뼈의 전이로
심한 동통을 호소할 때는 완화치료를 목적으로 시행되기도 한다.

최근 방사선 치료도 눈부시게 발전을 거듭하여 옛날처럼 정상조직
도 손상되는 것이 아니라 선택적으로 암 조직에만 조사하는 방법 등
이 많이 이용되고 있다. 감마나이프, 사이버나이프, 토모테라피 치
료 등 새로운 치료 장비들이 속속 개발되고 있다.

암 치료에서 가장 흔히 사용되는 방법이 항암화학치료이다. 수술 후 재발을 막기 위해 사용될 수도 있고 완화치료 목적으로도 사용된다. 폐암이나 머리 혹은 목 주변 부위에 생긴 암을 치료할 때는 방사선 치료를 시행하는데, 이때도 항암화학치료를 병행한다. 또 수술 부위의 암 세력을 약화시킬 목적으로 먼저 항암치료를 통해 암 크기를 줄인 후 수술로 제거하기도 한다. 혈액종양인 백혈병이나 림프종양에서도 병이 진행된 경우에는 치료의 효과를 높이기 위해 항암치료를 시행한다. 최근 항암치료에 면역치료를 병행할 경우 항암치료 효과가 높아진다는 결과가 나왔다.

원발 부위에 생기는 암은 그 종류에 따라 생존율에도 큰 차이가 있다. 또한 같은 부위에 생긴 암이라도 환자에 따라 그 효과가 다르게 나타난다. 암의 발생원인인 돌연변이 형성 과정에 사람마다 차이가 있으므로 항암화학치료나 면역치료의 효과 등도 차이가 날 수밖에 없다.

대장암에서는 이리노테칸이라는 항암제가 보편적으로 쓰이는데, 어떤 환자에게는 매우 뛰어난 효능을 보이지만 어떤 환자에게서는 별다른 반응이 없는 경우도 있다. 특히 면역항체치료제인 표적치료제를 사용할 때는 환자에 따라 반응이 달라지는 것을 많이 보게 된다.

항암화학요법은 암세포의 크기가 작을 때 시행할수록 효과가 높다. 그리고 선정된 항암제가 그 암에 가장 잘 반응하는 약제여야 한다. 또한 한 가지 항암제를 투여하는 것보다 작용 기전과 특성이 다른 항암제와 함께 가능한 한 짧은 시간 내에 많은 용량을 투여하여 내성이 생기는 것을 막아야 한다.

그러나 임상 현장에서 보면 처음에는 약에 의해 암의 크기가 급속히 작아지다가 다시 커지는 경우를 많이 보게 된다. 약에 내성이 생겨 살아남은 암세포들이 다시 분열하는 경우가 많다는 것이다.

내성을 줄이려면 항암화학제 투여 후 정상적 골수기능 등이 유지

원발 부위에 따른 생존률

원발장기	발생빈도(%)	1년 생존률	2년 생존률
위	23.8%	68%	59%
간	11.1%	44%	34%
담관	1.9%	26%	19%
폐	12.8%	41%	27%
자궁경부	10.5%	96%	92%
대장	4.6%	78%	71%
직장	4.6%	84%	73%
방광	2.5%	85%	78%
췌장	2.3%	26%	19%
식도	2.2%	46%	32%
난소	1.8%	84%	77%
신장	1.5%	78%	72%
담낭	1.4%	37%	31%
유방	6.6%	96%	91%
전립선	1.3%	84%	72%
갑상선	3.4%	96%	95%

* 혈액종양과 보고서 참조

될 경우 시간적 간격을 줄여서 집중적으로 투여하는 것이 바람직하다. 그러나 초기 단계에는 환자들이 잘 견디지만 반복 투여하는 과정에서 약의 부작용이 누적되어 전신의 상태가 매우 나빠지고 삶의 질이 최악의 상태가 될 수 있다. 그러므로 삶의 질을 유지하면서 어떤 약제를 선택하고 어떤 식으로 병행요법을 실시할 것인지, 또한 투여하는 약제의 용량과 기간, 간격 등을 어떻게 할 것인지 결정하는 것이 항암화학제 투여 시 제일 중요한 치료 원칙이다.

항암화학제의 부작용

항암화학제는 부작용이 있다. 암세포의 세포주기는 정상세포보다 빠르다. 따라서 투여하는 항암제는 빨리 자라는 세포에 강력한 작용을 일으키게 된다. 결국 암세포뿐만 아니라 정상세포 중 빨리 성장하는 골수세포, 장내상피세포, 모근 등에 영향을 준다. 이로 인해 골수 기능 저하로 빈혈, 백혈구 감소, 혈소판 감소 등이 나타나고 장내상피세포 손상으로 오심, 구토, 설사 등의 증상을 보이며 탈모 현상도 심각하게 나타난다. 또한 신경조직 손상이나 심장 등에 부담을 주는 약제도 있기 때문에 약제 투여 시 신중히 선택해야 하며 환자에 따라 투여하는 용량과 기간도 달라질 수 있다.

항암화학제는 암세포의 유사분열 과정에 장애를 일으키는 약제가 대부분이다. 다시 말해 암세포의 DNA에 손상을 일으키거나, 암세

포들이 유사분열에 필요한 대사성 물질에 관여하여 DNA 복제를 차
단시키거나, 유사분열 단계를 차단시키는 약제들이 있다. 이 같은
약제들은 별첨을 참조하기 바란다.

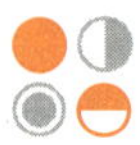

함께할 때 더 효과가 좋은
항암화학제와 면역치료제

골수 기능 억제가 부르는 면역억제

암이 세력을 확장하여 덩어리가 되고 다른 장기로 전이될 때 암세포와 암 주위 세포에 의해 면역억제 현상이 나타난다. 면역치료를 할 때 면역억제 기능을 파괴시켜 면역세포들이 유리한 상태를 유지하도록 하는 것이 무엇보다 중요하다. 또한 암세포가 암세포라는 표지분자들을 노출시켜야 면역세포들이 암세포들을 인식하고 공격할 수 있으므로 암세포들이 암항원 표지분자를 발현하도록 유도해야 한다.

이와 같은 조건은 항암화학치료제와 면역치료제를 병행할 때 만족할 만한 결과를 얻게 된다. 항암화학치료 후에는 림프구 감소증이 유발될 수 있는데, 이때 암세포들을 공격하는 T세포만 감소하는 것이 아니라 암세포 편에서 일을 하던 조절T세포들도 감소되고, 더 나아가 **암 주위의 미세환경**, 다시 말해 암세포들과 면역세포들이 싸우는 전쟁터에서 면역억제 기능을 유도하던 미성숙 수지상세포, M_2 대식세포, 면역억제세포들도 감소하게 된다. 이처럼 면역억제 기능이 상실된 전쟁터에 체외에서 배양하여 증폭되고 활성화된 면역세포들을 투여하면 유리한 고지에서 암세포들을 공격할 수 있다.

항암화학치료제들은 세포독성을 내포하고 있어서 많은 암세포들이 죽거나 손상되므로 암세포에서 나타나는 **특이 암 항원을 인식**하기가 수월해진다. 그 결과 쉽게 암세포들을 인식할 수 있어 면역세포가 좀 더 효과적으로 공격할 수 있다. 그러나 항암화학치료제 투여 시 나타나는 부작용으로 골수 기능이 억제될 수 있다. 따라서 이 두 가지 상반된 현상을 어떻게 조화시켜 상호협동 작용을 최대로 일으킬 수 있는지 찾는 것이 무엇보다 중요하다.

활성화된 T세포들이 암세포를 공격하기 위해서는 수지상세포로부터 암항원을 제시받아야 한다. 이 조건을 충족시키려면 **면역체계의 초기단계 활성화가 필요하다.** 다시 말해 염증반응이 있어야 수지상세포가 T세포에게 항원을 인식하게 하고 활성화시켜 암세포를 공격하도록 유도할 수 있다. 염증반응이 없는 상태에서는 암세포가 죽으면 정상세포들이 죽어 있는 것으로 인식되어 대식세포들이 먹어치우고 대식세포들에 의해 분비되는 사이토카인 IL-10, TGF-β 등에 의해 염증반응이 억제되기 때문이다.

세포 소멸 과정에서 정상세포가 죽으면 이것을 처리하는 세포가 대식세포이다. 그런데 그때마다 염증반응을 억제시키는 사이토카인이 분비되어 세포성 면역체계의 기능을 억제시킨다. 그러나 염증반응이 있으면 대식세포 대신 수지상세포가 잡아먹으면서 전혀 다른 사이토카인 분비로 면역체계가 활성화된다.

항암화학제 치료 시 암세포들이 죽거나 손상을 받으면 이런 염증반응을 일으키는 조건들이 충족되어 수지상세포들이 죽은 암세포를 먹어치우고 T세포들을 활성화시킨다. 이때 암세포들을 먹은 수지상세포들은 여러 가지 사이토카인, 즉 IFN-α, β, γ 등을 분비하여 NK세포, T세포, 대식세포들을 활성화시키고 면역체계의 공격을 한층 더 강하게 유도하게 된다. 그러나 항암화학제의 종류, 용량, 투여 간격에 따라 암세포에서 일어나는 괴사나 손상에는 차이가 있다. 항암제 투여 시 혈중 내 요산(uric acid)이 증가하면 **염증반응이 증가되어 면역체계가 활성화된다.** 그런데 암세포를 공격하는 항암화학약제의 기전은 각기 다르므로 약제 선택에 따라 다른 결과를 얻을 수 있다. 예를 들어 마이토마이신(mitomycine)이라는 항암제를 투여할 때는 요산의 농도가 미미하지만 독소루비신(doxorubicin)이라는 항암제를 투여하면 요산의 농도가 증가되어 면역계를 활성화시킨다.

또한 암세포들은 항암화학제의 투여로 **DNA에 손상**을 받게 된다. 이때 앞에서 언급했듯이 이들 세포에서는 **MIC-A/B 리간드의 발현이 증가**되므로 NK세포, γδ T세포에 쉽게 공격을 받아 죽게 된다. 항암제 시스플라틴(cisplatin) 투여 시 암세포에서는 MIC-A/B 리간드의 발현이 증가된다. 그러나 체내 NK세포, γδ T세포에서 MIC-A/B 리간드 수용체인 NKG2D 발현 또한 떨어뜨리므로 체외에서 배양된 세포들을 투여하면 더 좋은 효과를 얻을 수 있다.

항암 면역세포 치료 시 가장 골치 아픈 세포는 활성화된 T세포들의 기능을 억제시키는 조절T세포이다. 이들은 암 조직 주위를 둘러싸고 T세포의 공격 기능을 무력화시킨다. 항암제 시클로포스파미드(cyclophosphamide)를 소량 투여하면 선택적으로 조절T세포들을 억제시킬 수 있다. 그 후에 보조적 면역치료제를 투여하면 좋은 결과를 얻을 수 있다.

앞서 말했듯이 **항암화학요법과 면역치료제를 병행하면 많은 이점이 있다.** 그러나 병행요법 시행 시에는 항암화하야제의 선택이 중요하며, 골수기능 저하와 같은 독성이 나타나지 않으면서 암 주위에 만들어진 면역억제 기능을 없애는지가 관건이다. 현재 이런 문제점들을 해결하기 위한 연구가 활발하게 진행되고 있다.

최근에는 항암 화학약제와 더불어 암 주위 환경의 면역억제 기능을 야기하는 여러 요소들을 파괴하는 약제들을 같이 쓰는 경우도 있다. 향후 연구가 더 진행되면 더 나은 결과를 얻을 것으로 생각된다.

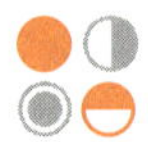

표적치료를 통한 암세포의 공격

면역억제 기능의 타개

면역치료 시 가장 어려운 점은 면역세포들이 암세포를 인지하지 못하는 부분을 어떻게 해결할 것인지, 그리고 암세포와 그 주위의 미세환경에 분포한 여러 세포들의 면역억제 기능을 어떻게 타개할 것인지 하는 것이다.

면역세포요법 중 **능동적 치료요법**으로는 두 가지 방법이 이용되고 있다. 첫째는 **표적치료제**로 알려진 암세포 표지분자들과 반응이 일어나는 **단클론 암 항체 치료방법**으로, 현재 여러 종류의 약제들이 사용되고 있다. 주로 **상피세포, 혈관 내재 상피세포의 성장인자 수용체, 성장인자와 반응하여 암세포들의 성장을 억제시키고 세포의 자멸사를 유도**하는 약제이다. 표적치료에 대해서는 뒤에서 자세히 설명하고자 한다.

둘째는 면역세포들을 이용한 CD-LAK, DC-LAK, NK-LAK 등으로, 환자의 림프구나 수지상세포를 체외에서 배양하여 활성화시키고 증폭한 다음 환자에게 다시 투여하는 방법이다. 이 방법들은 면역억제 기능이 존재하는 한 치료에 많은 어려움이 따르게 된다.

수동적 면역세포 치료인 암 백신을 이용하는 방법도 현재 많은 연구소에서 연구하고 있지만 그 성과는 아직 미미한 수준이다. 그 이유는 암세포에서 나타나는 항원 다양성과 면역세포들의 암세포 인식 결여, 그리고 암세포와 주위 세포들에 의한 면역억제 기전에 의해 백신의 효과가 나타나지 않기 때문이다.

면역억제 기전은 암세포와 그 주위 세포들에서 기인하는데, 항암제나 방사선 치료에서 면역체계가 파괴되고 그 기능이 상실된 상태에서도 올 수 있다. 또한 암환자들은 고령인 경우가 많다. 그런데 면역세포 요법에 동원되는 T세포들은 기억 T세포이므로 새롭게 만들어진 암 항원 인식에 면역 기능이 제한적으로 일어날 수 있어서 면역체계 활성화에 문제가 생긴다.

암세포와 그 주위 세포들에 의해 면역억제를 일으키는 세포로는 미성숙 수지상세포, 면역억제세포, 조절T세포 등을 들 수 있다. 수지상세포는 암세포에서 분비되는 사이토카인과 인자들, 즉 TGF-β, IL-10, VEGF, COX-2, PEG2 같은 인자에 의해 미성숙 세포로 존재하게 되므로 적응면역세포인 T세포에게 항원을 제시할 능력이 없다. 그 결과 면역세포인 T세포는 암세포 살생 능력을 잃는다.

또한 암 주위에 모인 대식세포들은 그들의 본래 기능인 면역세포 기능이 상실되고 오히려 암세포의 증식과 전이가 더 잘 일어나도록 돕는 M₂ 형태의 대식세포로 탈바꿈한다. 이들은 정상적인 상처 치유 과정에서 나타나는 M₂ 형태의 대식세포처럼 면역세포 기능이 전혀 없다.

암 조직이 커질수록 혈중에는 면역 기능을 억제시키는 미성숙 면역억제 골수세포가 증가하게 되고, 이들에 의해 만들어지는 여러 억제인자들은 면역체계를 더욱 억압하여 암 조직의 세력을 확장하도록 돕는다. **이 때문에 말기 암의 경우 면역치료요법만으로는 이런 환경을 파괴하는 데 어려움이 많다. 그 결과 면역치료제의 효과도 매우 미미하다. 반면 초기 암환자나 재발되기 전처럼 암 세력이 아직 크지 않은 상태에서는 항암치료와 더불어 면역치료요법을 병행하는 것이 더욱 효과적이다.**

특히 초기 암이 발견될 때 대부분의 T세포들의 기억 T세포들이므로 이들을 활성화시켜 치료하는 능동 면역세포 치료요법과 표적치료제인 단클론 항체(어느 한 가지 항원에만 반응하고 다른 것에는 반응하지 않음으로써 서로 다른 항원을 식별할 수 있는 항체) 치료방법을 같이 병행하면 더 나은 효과를 기대할 수 있다.

즉, 관건은 **어떻게 하면 암 주위 세포들을 제거하고 그들의 기능을 억제시키느냐** 하는 것이라고 할 수 있다.

암주위 세포에 대항하는 최근의 연구들

현재 이와 같은 문제점에 대해 많은 연구들이 진행되고 실험적인 약제들도 개발되고 있다. 암 주위 세포에 대항하는 치료방법으로 진행 중인 연구들을 간략하게 살펴보기로 하자.

우선 암 주위에 있는 미성숙 수지상세포 같은 경우 수술 시 암조직에서 분리하여 체외에서 배양하고 활성화시킨 후 다시 환자에게 투여하는 방법이 있다. 또한 면역 기능이 억제된 T세포들은 능동 면역세포 요법으로 활성화하고 증폭하여 환자에게 투여하는 치료방법도 있다.

이때 문제는 암 주위에 모여 있는 조절T세포들의 기능을 어떻게 억제시키느냐 하는 것인데, 현재는 시클로포스파미드 같은 항암제를 쓰거나 조절T세포의 주된 기능을 나타나게 하는 표지분자인 CTLA-4 분자에 반응하는 항단클론 항체인 항CTLA-4 항체를 투여하고 있다. 조절T세포의 기능을 억제시키면 항암 능력은 매우 증가되지만 조절T세포의 능력은 상실된다. 그 결과 자가면역질환이 유발되어 많은 문제점을 일으킬 수 있다.

마지막으로 암조직이 세력을 확장할수록 골수에서 형성되는 미성숙 면역억제 골수세포들의 수는 증가하게 된다. 이들 세포는 주위 환경에 따라 변형되어 성숙한 세포들로 전환되므로 이 특성에 대해서는 많은 연구가 진행되고 있다. 또한 암 세력이 약화되면 동시에 면역억제 골수세포들도 감소하므로 암 치료에서는 가능한 한 암 덩어리를 축소시켜 암 세력을 약화시키는 것이 무엇보다 중요하다.

암 치료가 실패하는 이유는 재발하기 때문이다. 재발의 주된 원인은 **암 줄기세포의 활성**이라고 할 수 있다. 이 세포는 멘델 법칙에 따라 면역 감시장치에 적응하여 생존하고 세포분열을 유지하기 때문에 항암치료나 방사선치료에는 내성이 생겨 죽지 않는다. 그래서 암이 다시 커지고 재발하는 것으로 보고 있다. **암 줄기세포를 제거하는 방법은 면역치료요법으로만 가능하기 때문에 최근 면역치료요법이 항암치료의 제4요법으로 대두되고 있다.**

수술이 불가능해 화학항암제나 방사선치료만 시행할 때 가장 큰 문제는 암세포들과 그 주위 세포들의 면역억제 기능을 어느 정도 감소시키면서 암세포들을 제거하는가 하는 것이다. 이런 경우 암이 세력을 확장하면 여러 가지 방법을 동원하여 그들의 기능을 억제시켜야 한다. **우선 화학항암제 또는 방사선치료로 암세포들을 사멸시켜 그들이 분비하는 인자들을 차단하는 것이 중요하다.** 그다음 암세포 주위에 있는 조절T세포들을 항CTLA-4 항체나 항CD25 항체 같은 단클론 항체를 이용하여 소멸시키는 방법들이 강구되고 있지만 자가면역질환 등이 유발되는 등 많은 문제점이 있다.

이와 같은 방법으로 **암의 크기를 줄이고 세력을 약화시키면 혈중 내 면역억제세포들도 감소하므로 면역체계가 활성화될 수 있다. 그러나 화학항암제나 방사선 투여의 용량이 증가할수록 면역체계 기능이 약화되므로 면역체계를 적절히 유지하면서 암세포들을 제거하는 것이 관건이다.**

활성화된 NK세포와 T세포의 투여

표적치료제들이 많이 개발되면 어느 정도 면역체계를 활성화시키는 방법들이 강구되고 있다. 앞으로 더 많은 연구가 진행되면 선택적으로 암세포들만 죽이면서 정상적인 면역체계를 유지하는 방법이 나올 것으로 생각된다.

면역요법에서 가장 중요한 과제는 **암세포 자신과 주위 세포들에 의한 면역억제 기능을 어떻게 극복할 것인가, 암세포에서 나타나는 암 항원들이 면역관용을 유발하는 것을 어떻게 극복할 것인기, 그리고 이렇게 염증반응을 야기해 면역체계를 활성화시킬 것인가** 하는 것이다.

이런 문제를 극복하는 방법으로는 조절T세포 기능을 저하시키는 약제 등을 같이 투여하면서 활성화된 NK세포 또는 T세포를 투여하거나 암 항원에 적절한 제시 능력을 가진 수지상세포를 활성화하여 환자에게 투여하는 방법이 있을 수 있다. 또한 암조직의 성장인자들에 관여하는 단클론 항체를 이용한 표적치료제 등도 같이 사용할 수 있다. 이 같은 면역치료요법은 암 발생 초기나 항암치료로 암세포의 세력이 약해졌을 때 그 효과가 크다. 앞서 언급했듯이 **항암치료 후 남아 있는 암세포들을 제거하는 데는 항암치료와 더불어 면역치료요법을 병행하는 것이 가장 효과적이다.** 면역치료요법의 성공 여부는 암세포에서 나타나는 암 항원 표지분자 등을 찾는 데 달려 있다. 또한 지속적으로 암세포가 형성되는 것을 막아 재발을 방지하는 것이 중요하다. **암 치료 후 CT나 MRI상으로는 암세포들이 소실된 것으로 나타나지만, 남아 있는 암세포들이나 미세 전이된 암세포들은 나타나지 않고 재발하는 경우가 많기 때문이다.**

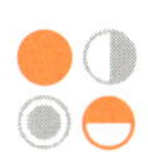

암세포와 싸우는 면역세포들

암세포와 싸우는 면역세포로는 내재면역세포인 NK세포, NK-T 세포, $\gamma\&\delta$ T세포, 대식세포가 있고, 적응면역체계의 수지상세포에 의해 활성화된 림프구인 T세포, B세포 등이 있다. T세포는 다시 세포독성T세포(CD8 T세포 or CTL), 도움T세포(CD4 T세포), 조절T세포(Treg 세포)로 나뉜다.

면역세포들이 활성화되어 암세포를 공격하기 위해서는 여러 조건들이 충족되어야 한다. 그 조건하에서 사이토카인, 케모카인의 활성화 혹은 억제기능을 가진 단백질들에 의해 우리 몸의 면역체계를 방어 체제로 만들게 된다.

앞서 언급했듯이 면역세포가 활성화되기 위해서는 면역세포들이 상호협조하에 여러 사이토카인들을 분비하여 면역 기능을 향상시켜야 한다. 수많은 면역세포들은 그들만이 갖고 있는 독특한 기능에 따라 암세포(암세포 또는 염증세포, 비자기인식세포)들을 공격하고 제거한다.

이런 조절 능력이 파괴되면 비정상적인 면역체계가 만들어져 면역체계가 국소적으로 암세포 쪽에 유리해지고, 그 결과 암세포는 영역을 점점 넓혀 나갈 수 있게 된다.

각 면역세포의 특성을 살펴보기로 하자.

NK세포

내재면역세포 중 가장 큰 역할을 하는 세포이다. 이들은 암세포처럼 스트레스를 받은 세포에서 표지분자로 나타나는 **MIC-A/B 리간드 표지분자**들과 반응할 수 있는 NKG2D 수용체를 가지고 있다.

또한 NK세포는 자가인식 능력을 가지고 있어서 자기 세포로 인식되면 공격하지 않는다. 그러나 **세포 고유의 주조직적합항원 단백질을 덜 나타내거나 없는 세포는 NK세포의 주 공격 대상이 된다.**

NK세포의 기능 중 하나는 Fcr-RIII 수용체를 이용하여 **항체:보체 복합체가 달라붙은 세포들과 접합**한 뒤 그 세포를 죽이는 것이다. 유방암의 표적치료제인 허셉틴(Herceptin)을 살펴보자. 인공적으로 만든 이 항체는 암세포의 상피세포 성장인자 항원과 반응해 암세포의 성장을 멈추고 죽게끔 유도하여 항암치료제 기능을 한다. 또한 유방 암세포와 허셉틴에 반응이 일어난 암세포는 NK세포의 Fcr-RIII 수용체와 결합하여 좀 더 쉽게 죽음에 이르게 된다.

NK세포는 세포독성T세포(CD8 T세포 또는 CTL)처럼 **직접 암세포와 접한 뒤 암세포에 구멍을 내고 세포독성물질을 분비하여 암세포를 죽인다.** NK세포들도 여러 종류의 사이토카인에 의해 활성화되고 세포독성 물질의 형성을 촉진시킨다. 그 예로 사이토카인 IL-12, IL-15 등에 의해 NKG2D 표지분자 발현이 증가하고 암세포에 대한 공격력이 커지는 것을 볼 수 있다.

NK-T세포

NK-T세포는 특이하게 당지질 항원에 반응하는 T세포로, **강글리오시드(ganglioside) 같은 당지질 항원을 표시하는 암세포들을** 공격한다. 이 세포는 특이하게도 상황에 따라 분비되는 사이토카인의 종류에 따라 상반된 효과를 나타낸다. NK-T세포는 아직 더 많은 연구가 필요하다.

$\gamma\&\delta$ T세포

흉선에서 형성 초기 단계에 만들어지는 T세포의 일종으로, 전체 T세포에서 약 5% 정도를 차지한다. 주로 피부나 소화기 상피세포 쪽에 많이 분포되어 있으며 내재면역과 적응면역의 중간 상태에서 활성화되어 면역체계의 일원으로 활약한다.

이 세포는 손상을 받았거나 스트레스를 받은 세포에서 나타나는 **MIC-A/B 리간드 표지분자**와 반응하는 NKG2D 수용체를 가지고 있어서 변형된 암세포들을 공격한다. 또한 **IFN-γ를 분비하여 면역체계를 활성화**시키고 암세포를 더욱 강하게 퇴치하도록 유도한다.

대식세포(마이크로파지 세포)

대식세포는 **TLR 수용체**를 가지고 있다. TLR 수용체는 암세포에서 나타내는 **열충격 단백질(HSP 단백질)**에 반응하므로 열충격 단백질(HSP 단백질)을 표지하는 암세포를 잡아먹은 뒤 대식세포 내에 있는 세포독성물질을 이용하여 죽인다. 이런 과정을 통해 수지상세포처럼 항원전문제시세포의 기능도 한다.

또한 식균작용을 통해 활성화된 대식세포는 사이토카인 IL-12를 분비하고 T세포에서 사이토카인 IFN-γ의 분비를 증가시켜서 면역체계를 활성화하며 암세포에 대한 공격을 더욱 촉진시킨다. 이런 대

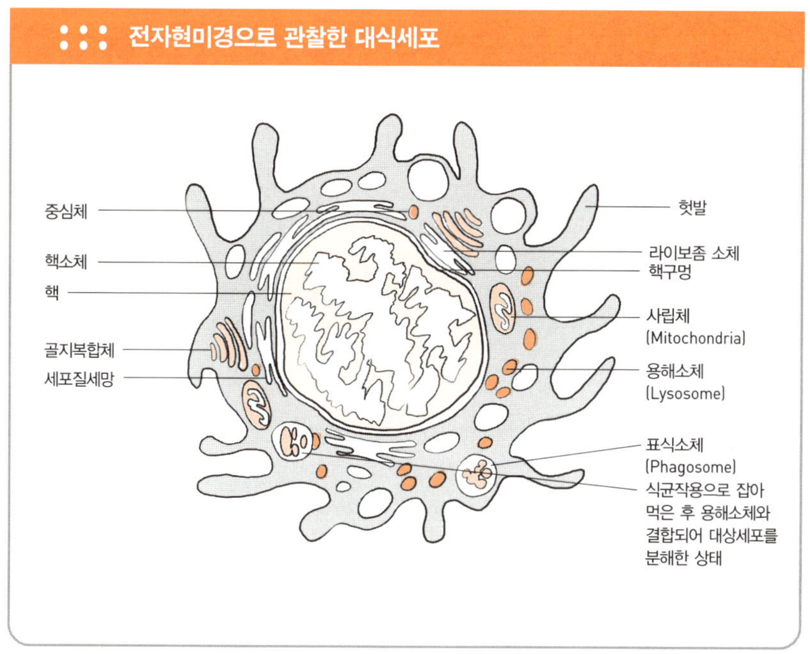

식세포를 M_1 세포라고 한다. 그러나 이 대식세포가 너무 활성화되거나 암세포 주위에만 모여 있게 되면 암세포와 그 주위 세포들에 의해 M_2 대식세포가 된다.

본래의 면역기능이 상실된 M_2 대식세포는 면역 감시 능력을 잃고 IL-10 같은 면역세포 억제 기능을 가진 사이토카인을 분비한다. 그 결과 암세포를 죽이는 기능은 없어지고 오히려 암세포들을 위해 새로운 혈관을 만들어주어 암세포가 정상 조직 사이로 파고들어가게 도와주며 암세포의 성장을 유도한다. 이 같은 과정은 정상적 창상 치유 과정에서 나타나는 양상과 비슷하다.

수지상세포 및 T세포

수지상세포는 적응면역을 일으키는 매우 중요한 면역세포이다. 주된 역할은 T세포에 특정 항원을 제시해 활성화시키고 제시된 항원에만 반응할 수 있는 특이한 T세포들의 클론 확장을 유도하는 것이다. 또한 **항원제시전문세포**로서 병균이나 비자기 물질 또는 암세포처럼 변형된 세포들을 잡아먹은 뒤 분해한 후 그 세포들이 내포한 특이한 항원을 고유의 주조직적합항원 단백질에 실어 표지분자로 노출시킨다. 활성화된 수지상세포가 적응면역체계의 주된 역할을 하는 T세포들을 어떻게 활성화시키는지 다시 한 번 자세히 살펴보자.

T세포가 활성화되기 위해서는 3단계를 거쳐야 한다. ▲수지상세포에 의해 세포 고유의 주조직적합항원 단백질에 실려 제시되는 특이 항원과 T세포의 항원 수용체 반응, ▲수지상세포와 T세포 사이의 공동 자극인자 반응, ▲사이토카인 IL-2의 합성과 분비, 그리고 자가분비방식의 클론 확장이다. 이 단계 중 하나라도 일어나지 않으면 T세포는 무기력해진다.

이 과정을 좀 더 자세히 살펴보자. T세포는 특이한 항원과 결합할 수 있는 다양한 항원 수용체를 가지고 있다. 먼저 이 항원 수용체와 수지상세포에서 제시되는 항원이 서로 결합하는 과정이 일어난다. 그 뒤 수지상세포에서 제시되는 공동 자극인자 분자인 B7과 T세포 표지분자인 CD28이 반응하면 T세포 내에서 신호전달에 동원되는

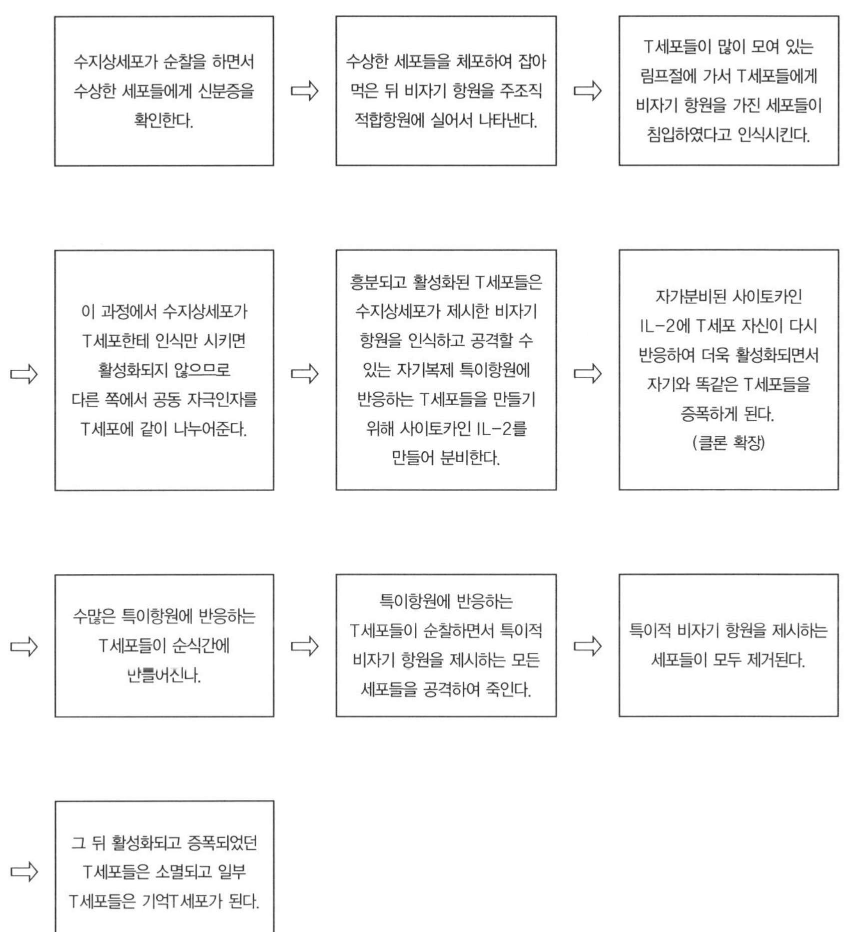

수지상세포가 T세포들에게 비자기 항원을 인식시키는 방법은 Class I MHC분자에 실어 나타내는 비자기 항원은 T세포에서 CD8 분자와 항원수용체들이 손을 잡음으로 서로 인식되는 것이다. 반면 Class II MHC 분자에 실어 나타나는 비자기 항원은 도움T세포의 CD4 분자와 항원 수용체들이 서로 손을 맞잡아서 인식한다.

여러 단백질들이 활성화되고 이를 통해 사이토카인 IL-2를 생성하여 분비한다. 이와 동시에 T세포들은 사이토카인 IL-2 수용체를 가지고 있어서 자신이 만든 사이토카인 IL-2를 받아들이며, T세포의 성장, 분화가 일어나서 클론 확장을 하게 된다. 그 결과 특이 항원에 반응할 수 있는 활성화된 특이 T세포가 복제되어 기하급수적으로 증폭한다.

그러나 수지상세포도 양면성이 있다. 성숙한 수지상세포는 항원제시전문세포의 기능을 충실히 이행하며 T세포들의 기능을 활성화시키고 증폭시키는 기능이 있는 반면, 미성숙한 수지상세포는 이런 기능을 하지 못한다. 따라서 암세포에서 분비되는 여러 사이토카인들에 의해 미성숙 상태로 암세포 주위에 모이게 되면 T세포들을 활성화시키지 못해 암세포와 싸울 수 없게 된다.

T세포

T세포는 세포독성 T세포(CD8 T세포 또는 CTL), 도움 T세포(CD4 T세포), 그리고 조절 T세포(Treg 세포)로 나눌 수 있고, 도움 T세포(CD4 T세포)는 다시 도움 T_1세포와 도움 T_2세포로 나눌 수 있다.

수지상세포에 의해 활성화된 T세포는 적응면역체계에서도 중심적인 수문장의 역할을 한다. **세포독성 T세포(CD8 T세포 또는 CTL)는** 일단 활성화되면 암세포들과 직접 접한 뒤 퍼포린(perforin)과 그랜자

임(granzyme) 같은 분해효소를 이용하여 암세포를 죽인다. 또 세포독성T세포(CD8 T세포 또는 CTL)는 세포자멸사를 유도하는 표지분자 FAS 단백질 경로를 통해 접촉된 암세포가 세포자멸사하도록 유도한다. **도움T₁세포**는 세포독성T세포(CD8 T세포 또는 CTL)를 도와 암세포를 직접 공격할 수 있도록 활성화시키는 데 큰 역할을 한다. **도움T₂세포**는 B세포를 자극하여 특이 항체를 형성하도록 유도한다.

반면 **조절T세포(Treg 세포)**는 활성화된 T세포들이 자신을 공격하지 못하게 하는 세포라고 할 수 있다. 조절T세포가 활성화되면 IL-10, TGF-β 같은 면역세포억제 사이토카인을 분비한다. 그 결과 T세포의 세포성 면역체계가 억제된다.

이처럼 조절T세포는 T세포의 공격에 의해 일어나는 자가면역질환을 억제시키는 기능을 한다. 반면 조절T세포가 증가되어 있으면 면역 활성화 기능을 억제시켜 오히려 암세포의 세력 확장을 돕게 된다. 암환자의 경우 조절T세포의 분포가 증가되어 있어 면역체계가 억제되어 있는 경우가 많다.

흉선에서 T세포 형성 초기 단계에서 만들어지는 $\gamma\&\delta$사슬을 가진 T세포들은 5%를 차지하고 나머지 95%는 $\alpha\beta$사슬을 가진 T세포들이다.

① 수지상세포 표지분자로 발현한 MHC 항원 : 암항원복합체와 T세포의 항원수용체 복합체에서 결합이 일어난다.

② T세포 표지분자로 발현한 CD4, CD8과 수지상세포에 발현한 Class Ⅱ, Class Ⅰ, MHC 분자가 결합한다.

③ 수지상세포에 발현한 공동자극인자 B7가 T세포가 발현한 CD28가 결합한다.

④ 위 3가지 조건이 만들어지면 T세포는 활성화되어 IL-2를 자체에서 만들어 세포 밖으로 분비하고 또한 수용체를 이용하여 IL-2와 반응하여 증폭하게 된다.

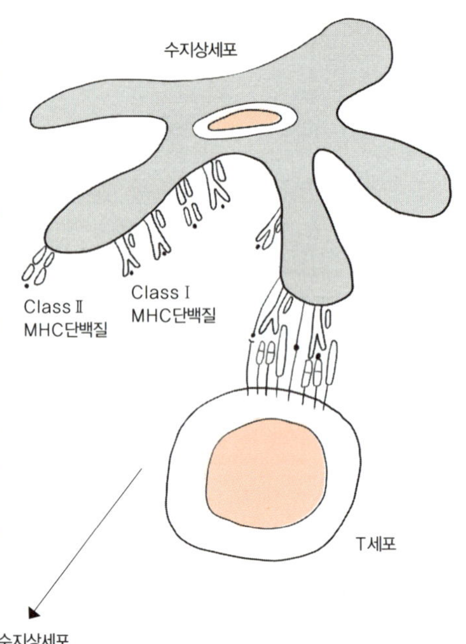

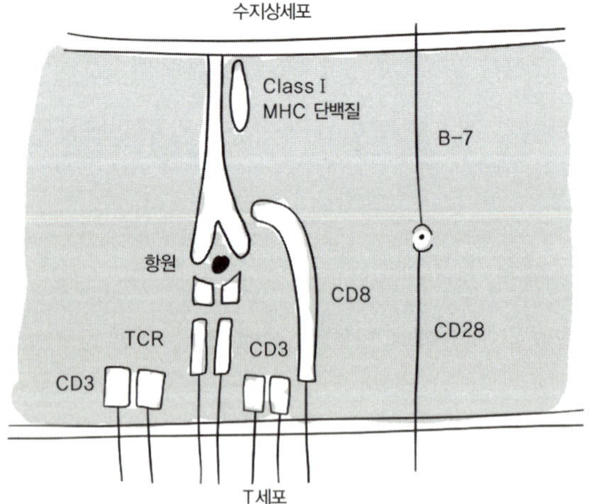

(수지상세포와 T세포사이에 발현된 분자들의 상호관계로 활성화된 수지상세포에 의해 미성숙T세포들이 활성화되어 effector T세포로 변화된다)

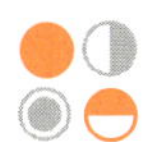

새로운 치료의 카테고리

새로운 차원의 치료요법

면역세포요법은 치료법의 명칭일 뿐만 아니라 면역세포를 체외에서 처리, 가공하여 그것을 치료에 이용하는 치료법의 한 범주라고 할 수 있다. 현 단계에서는 주로 T림프구, 수지상세포가 사용되고 있다.

사이토카인 치료요법은 대량으로 투여한 경우에 생기는 강한 독성 문제가 된다. 반면 면역세포요법은 체외에서 사이토카인을 면역세포에 작용시키고 사이토카인 등은 세정, 제거한 뒤에 활성화된 세포만을 수거하여 환자에게 투여한다. 사이토카인 등을 직접 투여하지 않기 때문에 사이토카인으로 인해 발생하는 부작용이 없다. 원래 이 치료에 사용된 세포는 T림프구였지만, 1998년경부터 항원제시전문세포인 수지상세포가 연구되면서 이를 이용한 면역세포치료요법이 개발되었다.

면역세포요법은 배양되는 T세포를 어느 장소에서 채취하느냐에 따라 몇 가지로 나눌 수 있다. 암조직을 제거한 조직 샘플에서 암세포 주위에 모여 있는 TIL(림프구)을 이용하여 림프구를 활성화시켜 증폭시키는 방법이 있는데, **이를 TIL(림프구)요법**이라고 한다. 활성화된 림프구들은 이미 암 항원을 인식하고 있으므로 쉽게 암세포들을 공격할 수 있다는 이점이 있다. 그러나 이 요법은 수술 시 제거된 암 덩어리에서 림프구를 채취해야 하는 어려움이 있다.

또 암환자의 말초 혈액 중에서 림프구를 추출하여 활성화시키고 배양하여 증폭시키는 방법이 있는데, 이것을 **LAK(lymphokine activated killer cell)요법**이라고 한다. 이 방법은 TIL요법과 달리 암조직이 필요 없다.

또 다른 방법으로는 말초 혈액에서 림프구를 채취한 뒤 수지상세포들을 이용하여 자기 암세포에 감작(感作, 생물체에 어떤 항원을 넣어 그 항원에 대하여 민감한 상태로 만드는 일)시켜 림프구가 암세포를 인식하게 만든 뒤 그 림프구들을 활성화, 증식하는 방법이다. 이를

CTL(세포독성 림프구)요법이라고 하며, 이 역시 수술 시 암조직이 필요한 요법으로 암조직이 없으면 불가능한 면역세포요법이다.

면역세포요법 중 현재 **보편적으로 사용되고 있는 것은 CD-LAK요법**이다. T세포의 활성화가 일어나는 첫 번째 단계에서 항원-항원 수용체 반응으로 항원 수용체와 접하고 있는 T세포벽 밑에 있는 CD3 분자가 활성화되어야만 신호전달체계가 활성화된다. 따라서 항CD3 항체를 이용하여 인위적으로 CD3 분자를 활성화시켜 신호전달 체계를 활성화시킨다. 그 뒤 사이토카인 IL-2를 감작시켜 활성화된 T세포들의 증폭을 유도하게 된다. 이와 같은 과정을 통해 2주간 배양하면 700~1,000배 정도 증폭된 T세포들을 얻을 수 있다. CD-LAK 면역세포요법은 암세포 조직이 필요 없는 방법으로, 활성화된 T세포들을 증폭시켜 다시 환자에게 투여한다.

DC(수지상세포)-LAK요법은 100개의 단구 중 1개가 수지상세포이므로 대량의 혈액을 채취한 뒤 단구를 분리한다. 이런 과정에서 사이토가인 IL-4, GM CSF등이 이용되고 수지상세포로 분화를 유도해 증폭시킨다. 그 뒤 암 항원을 감작시켜 활성화된 수지상세포들을 만든 후 증폭시킨뒤 이 수지상세포를 다시 환자에게 투여하는 치료법이다.

현재 면역세포 치료방법으로 많이 사용되는 LAK요법은 크게 CD-LAK, DC-LAK, NK-LAK, CTL-LAK요법으로 나눌 수 있다. 그 내용을 좀 더 자세히 살펴보기로 하자.

CD-LAK요법

먼저 림프구를 항CD3 항체, 인터루킨-2(IL-2) 등으로 자극하면
서 배양하여 활성과 증폭을 유도한다. 이와 같은 방법을 사용하면 림
프구 중 T세포들만 활성화되고 증폭된다. CD3 분자는 T세포 표면
에서 항원을 인식하는 T세포 수용체의 일부를 구성하는 것으로, 항
CD3 항체로 자극하면 T세포들은 항원수용복합체에 자극을 받은
것처럼 신호전달체계가 활성화된다. 또한 외부의 사이토카인 IL-2
반응으로 활성화된 T세포의 단클론 확장을 유도할 수 있다.

활성화되고 증폭된 T세포 중 60% 이상은 세포독성T세포(CTL)이
므로 암세포와 접촉하면 세포독성으로 암세포를 제거한다. 또한 계
획사를 야기하는 FAS 단백질을 이용하여 암세포가 스스로 계획사하
게 유도한다. 그리고 30% 정도를 차지하는 도움Th$_1$세포(CD4 T세포)
들에 의해 세포독성T세포들을 더욱 활성화시키고 항암 면역세포 작
용을 증가시킨다. 나머지 10%는 NK세포들이 차지하고 있어 NK
세포독성 기능으로 암세포들을 죽이도록 유도한다.

DC(수지상세포)-LAK요법

수지상세포는 T세포에 항원을 제시하는 세포인데, 여기에 암세포
로부터 추출한 단백질을 잡아먹게 되면 암 항원 단백질이 DC세포

내에서 처리되어 암 항원으로서 주조직적합항원 단백질의 도움을 받아 수지상세포 표면에 발현되어 제시된다. 이 과정을 통해 만들어진 성숙 수지상세포들을 증폭하여 다시 환자에게 주입한다. 이 경우 성숙 수지상세포는 암세포에서 만들어진 항원을 제시하는 능력이 있으므로 림프절에서 T세포들을 감작시켜 암 항원 특이 T세포들로 활성화시킬 수 있게 된다. 그 결과 체내에서 암세포에 대한 특이적인 반응을 일으키는 세포독성T세포들이 유도되어 높은 치료 효과를 기대할 수 있다.

NK-LAK요법

NK세포는 주조직적합항원 단백질과 반응하지 않아도 암세포에 순간적으로 달려들어 파괴시키는 내재면역기능세포로, 생체 방어(면역)시스템에서 전방위적인 전사의 역할을 한다. 또한 바이러스에 감염된 세포나 암세포들을 직접 공격하여 제거한다.

NK세포는 면역관용을 유도하기 위해 주조직적합항원 단백질을 만들지 않는 암세포들을 공격한다. 또한 스트레스를 받은 암세포들은 MIC-A/B 리간드 표지분자를 발현하는데, NK세포는 암세포들에서 나타나는 MIC-A/B 리간드와 반응할 수 있는 NKG2D 수용체를 가지고 있어서 암세포들을 공격할 수 있다. 그러나 CD-LAK 배양과 달리 체외에서 NK세포를 활성화하고 증폭하는 데는 많은 어려움이 따른다. 암세포들을 제거하기 위해서는 NK세포를 많이 증폭시켜야 하는데, 현 단계에서는 NK세포 증폭에 많은 어려움이 있다.

CTL(세포독성 림프구)-LAK요법

수술한 환자로부터 암세포나 소속 림프절 세포를 얻을 수 있는 경우를 살펴보자. 이때는 배양 초기에 자극할 때 사이토카인 IL-2나 CD3 항체를 사용하지 않는다. 오로지 DC를 활용하여 자신의 암세포만으로 자극을 주어 배양한다. 그 결과 암 항원을 인지할 수 있는 특정 T세포들만 얻게 된다.

그 후 사이토카인 IL-2와 항CD3 항체와 함께 배양하여 배양 림프구를 얻는다. 이때 얻어진 배양 림프구는 환자의 암세포에 대한 특이성을 가진 세포독성T세포를 많이 포함하고 있다. 그 결과 강하게 암세포를 공격하는 T세포를 체외에서 활성화시키고 대량 증폭시켜 효과적으로 암세포를 퇴치할 수 있다.

면역세포요법의 실제

현재 저자의 연구소에서는 활성화 자기림프구 이입요법 중 특히 사이토카인 IL-2와 CD3 항체로 증식, 활성화시키는 CD-LAK요법을 시행하고 있다. 세포는 정맥 내 점적(물방울)으로 전신에 투여한다.

활성화 자기림프구 이입요법은 1980년대 후반에 로젠버그(Rosenberg) 박사 팀이 최초로 보고한 것이다. 당시에는 성분 분리 채혈법으로 반복 채취한 대량의 림프구를 고농도의 사이토카인 IL-2만을 이용하여 체외에서 증식시킨 후, LAK 세포와 함께 환자에게 수천만 단위의 사이토카인 IL-2를 전신에 연일 반복 투여하여 시행했다. 고밀도의 사이토카인 IL-2를 사용하기 때문에 지극히 독성이 강한 치료법이었다. 그로 인해 LAK요법 치료 시 초기에는 중환자실에서 관리해야 할 정도로 치명적인 부작용이 수반되었다. LAK요법에서 독이 겹치는 부작용은 병용 투여시킨 대량의 사이토카인 IL-2에 그 원인이 있었다.

당시의 치료법은 면역세포요법과 사이토카인요법의 병용치료라고 하는 편이 맞을 것이다. 현재 면역세포요법으로 시행되는 것은 이와는 전혀 다르다. 사이토카인 IL-2를 투여하지 않거나 하는 경우라도 수십만 단위를 한 번 투여하는 정도여서 부작용이 극히 적은 편이다. 그레이드(Grade) 1 내지 2의 발열을 보일 때가 있지만 그 외의 부작용은 보고되지 않는다. 따라서 대부분의 경우 외래통원으로 치료받는 것이 가능하다.

최근 시행하는 배양법은 초기 로젠버그 박사 팀이 시행한 방법과 달리 사이토카인 IL-2뿐만 아니라 항CD3 항체를 이용하여 T세포를 활성화시키고, 체외에서 사이토카인 IL-2를 이용하여 활성화된 T세포들을 증폭시키는 것이다. 그 결과 2주 동안 배양하면 활성화된 T세포들을 700~1,000배 정도 증폭시킬 수 있다.

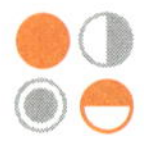

다양하고 많은 연구가 이뤄진
항체면역치료제

항암치료에서 면역치료 분야는 크게 체액항체면역치료와 세포면역치료로 나눌 수 있다. 이 중 항체면역치료는 현재 많은 연구가 이루어지고 있으며, 가장 대표적인 표적치료제로 **면역 단클론 항체치료(표적치료제)-Mo Ab**가 이에 속한다. 또한 암 항원에 반응할 수 있는 항체를 인위적으로 만들어 항암치료제로 쓸 수 있다.

항암 항체치료제

암 항원에 반응하는 **항체 백신**에는 많은 문제점이 있다. 그런데 최근 암세포에서 특이적으로 나타나는 암 항원을 이용한 백신 개발이 한창이다. 암 항원에 반응하는 항체는 동물을 이용하여 만들 수 있지만 사람의 항체가 아니므로 혈청 질환을 야기할 수 있다.

그러나 암 항원과 반응하는 부위는 동물에서 얻고 항체의 불변 부위는 사람으로부터 얻어 변종 항체를 만든다면 이런 부작용을 최소화할 수 있다. 그래서 쥐에서 만들어진 항체에 인간 면역 글로불린을 삽입하여 단클론 항체를 만들게 되었다. 그러나 이렇게 만들어진 항체의 생명력은 매우 짧아서 자주 투여해야 하고 비용 또한 높다. 효과는 입증되었지만 일반적인 치료법으로는 한계가 있는 것이다.

현재 추진되는 또 다른 연구는 이런 항체에 레신(recin) 또는 디프테리아 독소 혹은 방사선 물질을 삽입하고 있다. 이렇게 독성물질이 삽입된 항체는 암세포와 반응하여 공격할 수 있다.

면역 단클론 항체치료(표적 치료제)-Mo Ab

인간 세포에는 상피세포 성장인자 수용체가 있다. 이 수용체가 성장인자(EGF)와 결합하여 신호전달체계의 초기 단계인 티로신 키나아제(Tyrosine Kinase)가 활성화되면서 세포의 성장을 촉진시키게 된다.

암세포에서는 이 같은 신호체계의 활성화가 지속적으로 일어나므로 암세포가 성장하고 전이된다. 그러므로 단클론 항체와 저분자 화합물을 이용하여 성장인자 수용체와 반응을 일으켜 이 신호전달체계의 초기 단계인 티로신 키나아제의 활성화를 억제시킬 수가 있다. 이와 같은 기전을 이용하여 만들어진 약제들이 최근 표적치료제로 개발되었다.

표적치료제의 종류는 다음과 같다.

상피세포 성장인자 수용체에 반응하는 단클론 항체

글리벡(Geevec)

만성 골수성 백혈병 치료에 사용되는 경구용 투여제다. 또 위장관 기저 종양에도 사용하고 있다. 특히 현재 수술이 불가능한 경우나 전이성 위장관 기저 종양의 경우에도 효과를 보이고 있다.

부작용은 오심, 구토, 부종, 설사 등으로 위장관 계통과 중추신경 계통에서 나타난다. 또 근육통, 발열, 반점 등의 증상도 나타날 수 있다.

허셉틴(Herceptin)

유방암 치료에 사용되는 주사용 물질이다.

성장인자 수용체인 HER-2 수용체는 유방암 발생과 진행에 밀접한 관계를 보인다. 허셉틴과 HER-2 수용체의 결합으로 티로신 키나아제의 활성화를 억제시켜 유방암의 성장, 전이 등을 차단시킨다.

이 허셉틴은 유방암 환자 중 HER-2 수용체가 발현된 환자에게만 선택적으로 사용된다. 이들 환자 중 수술 직후 또는 전이된 상태의 환자에게 항암제와 더불어 보조적 치료약으로 쓰이고 있다. 특정 항암제와 병행 처방을 받은 환자의 20% 정도가 심장 기능에 이상을 보인다는 보고가 있으므로 심혈관 질환 환자는 주의해야 한다.

얼비툭스(Erbitux)

HER-1 수용체와 결합하여 티로신 키나아제 활성화를 초기 단계에서 차단시키는 주사용 물질이다. 상피세포 성장인자 수용체인 HER-1은 주로 **대장암** 등에서 많이 나타나며 정상 상피세포에서도 나타난다. 전이성 대장암에서 단독 또는 이리노테칸 같은 항암제와 병행하어 쓸 수 있다.

이리노테칸으로 항암치료 시 반응이 없던 환자에게 얼비툭스를 같이 쓸 경우 반응이 나타나는 경우도 있어서 병행요법으로 자주 쓰인다. 부작용으로는 상반신에 여드름성 발진, 발열, 오한, 설사, 두드러기, 저혈압증, 호흡 곤란, 백혈구 감소 등의 증상이 나타난다.

이레사(Iressa)

경구용으로 기존 항암요법에 실패한 **비소세포성 폐암(non-small cell lung cancer) 환자**에게 쓰인다. 상피세포 성장인자 수용체와 반응하여 티로신 키나아제의 활성화를 억제시켜 비소세포성 폐암의 성장을 억제시키고 세포자멸사를 유도한다.

알리탐

주사용으로 이레사, 타세바와 기전은 비슷하다. 진행성·전이성 비소세포성 폐암에 사용된다. 이레사, 타세바, 알리탐 등의 부작용으로는 상반신 피부 발작, 설사, 오심, 구토, 구내염, 피부 건조 결막염 등의 증상이 나타날 수 있다.

신성혈관 생성억제제

3mm 크기로 자란 종양은 혈관을 가져야 계속 성장할 수 있다. 즉, 새로운 혈관을 반드시 생성해야 한다는 말이다. 따라서 암세포는 자신의 세력을 활성화시키기 위해 새로운 혈관을 만들게 되는데, 이것을 차단하면 암 조직은 성장하지 못하고 죽게 된다. 이와 같은 기전을 이용하여 새로운 혈관 형성에 필요한 혈관내피세포 성장인자 수용체(VEGFR)에 반응하는 표적치료제가 개발되었다.

암세포는 스스로 혈관내피세포 성장인자를 분비하여 그 표면에 있는 성장인자 수용체(VEGFR)와 반응하게 하고 티로신 키나아제를 활성화시켜 새로운 혈관을 형성하도록 유도한다. 따라서 이 혈관내피세포 성장인자인 VEGF 경로를 차단하면 새로운 혈관 형성이 억제되어 암세포들의 성장 및 전이를 차단할 수 있다.

아바스틴(Avastine)

혈관내피세포 성장인자 수용체에 반응하는 경구용 단클론 항체다. 혈관내피세포 성장인자(VEGF)와 반응하여 수용체와 반응이 일어나지 못하게 억제함으로써 티로신 키나아제의 활성화를 차단시켜 새로운 혈관 형성을 억제시킨다. 주로 대장암에서 항암제와 병행요법으로 쓰이며 비소세포성 폐암에도 사용된다.

부작용으로는 드물지만 위장관 천공, 출혈, 혈전증, 고혈압, 단백뇨 등의 증상이 나타날 수 있다.

수텐(Sutent)

2009년 시중에 유통되기 시작한 표적치료제이다.

경구용으로 혈관내피세포 성장인자 수용체와 혈소판 유래 성장인자 수용체(PDGFR)의 티로신 키나아제 수용체의 억제제이다.

주로 진행성 **신세포암**, 위장관 기저 종양 등에 사용한다. 부작용으로 수족증후군, 피부 발진 등이 나타날 수 있다.

넥사바(Nexavar)

경구용으로 진행성 **신세포암**에 사용하며 부작용은 수텐과 비슷하다.

B세포 림프종 치료제

B세포 림프는 형성 과정에서부터 CD20 표지분자를 발현하며 림프종에서는 과발현 상태로 나타난다. CD20에 반응하는 단클론 항체인 리툭산(Rituxan) 표적치료제들은 주로 비호지킨 림프종(non-Hogkin's lymphoma) 환자에게 쓰인다.

이 표적치료제를 쓰면 50%의 환자가 늦게 재발한다. 또 이 약제를 계속 쓰면 모든 B세포 형성이 차단되므로 일시적으로 다른 항암제와 병행하여 써야 한다. 보통 6개월 이상 사용하면 B세포 형성에 장애를 초래하여 B세포 형성이 차단될 수 있다.

부작용으로 호흡 곤란, 저혈압, 부종, 폐윤 침전 등이 나타날 수 있으므로 세심한 관찰이 필요하다.

(* 참고출처 : 보건사회부 국가 암 정보센터)

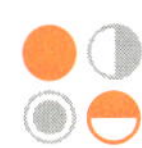

제한적으로 사용되는
사이토카인 요법

사이토카인 치료법은 여러 가지 문제가 있어서 매우 제한적으로 사용되고 있다. 사이토카인의 작용은 대부분 국소적 반응으로 세포와 세포가 밀접한 상태에서 효능이 나타나므로 고농도로 투여해야 한다. 고농도의 사이토카인은 체내에 심각한 부작용을 초래하게 된다. 또한 사이토카인의 반감기는 매우 짧아서 반복적으로 투여해야 하므로 부작용을 더욱 증가시킬 수 있다. 따라서 사이토카인을 암 치료 목적으로 사용할 때는 매우 제한적으로 최소 용량을 사용해야 하며 투여 방법을 고려해야 한다.

암 치료 시 사용되는 사이토카인의 종류는 사이토카인 IFN α/β, 사이토카인 GM-CSF, 사이토카인 IL-2, 사이토카인 TNF 등이 있다.

사이토카인 IFN α/β

IFN α/β는 주로 림프종에 많이 쓰이고 고형암의 경우에는 흑색종, 신장암에 많이 쓰인다. 이들 사이토카인은 주조직적합항원 단백질의 발현을 촉진시키고, IFN-r의 경우에는 항원제시전문세포들의 활성화를 촉진시켜 대식세포의 포식 기능을 향상시킨다. 그 결과 암세포에서 Class I 주조직적합항원 단백질의 발현을 촉진시키게 되며, 수지상세포의 항원제시능력이 향상되어 세포독성T세포(CD8 T세포)의 암세포 공격을 증가시킨다. 또한 IFN-r은 모든 T세포들을 활성화시키고 NK세포의 세포독성도 증가시키므로 면역세포들의 암세포 공격이 증가되어 암세포 소멸을 유도한다.

사이토카인 TNF α/β

TNF α/β는 암세포에서 형성된 혈관들을 억제시키고 혈관 내 상피세포에 손상을 주어 암 조직으로 가는 혈액 공급량을 감소시킨다. 또한 염증반응을 유발하여 면역체계를 활성화시킨다. 그 결과 암 조직의 소멸을 유도한다.

이처럼 암세포의 혈액 공급 차단, 혈액 누수, 암 조직 괴사 등을 일으킬 수 있지만 혈중 농도가 증가되면 전신 증상으로 패혈증 쇼크에서 나타나는 심각한 합병증이 나타날 수 있으므로 매우 위험한 치료법이다. 그러므로 소량을 일시적으로만 사용해야 한다.

사이토카인 IL-2

사이토카인 IL-2는 T세포의 증식과 NK세포 활성화에 꼭 필요한 사이토카인이다. 그러나 고농도 투여 시 무서운 부작용이 나타날 수 있다. 로젠버그 박사 팀이 면역세포요법으로 사이토카인 IL-2를 반복 투여하여 T세포들을 체내에 증폭시키려 했지만 임상적으로 실패했다. 현재 미국 FDA의 승인하에 신장암, 흑색종 등에 국소적으로 제한된 용량이 쓰이고 있다.

사이토카인 에리스로포이에틴, G-CSF, 트롬보포이에틴

항암제 투여나 방사선치료를 시행할 경우 골수 기능을 저하시켜 혈구를 감소시킨다. 이런 경우 가장 많이 쓰이는 사이토카인으로 백혈구 감소 시는 사이토카인 G-CSF, 적혈구 감소 시는 에리스로포이에틴(Erythropoietin), 혈소판 감소 시에는 트롬보포이에틴(Thrombopoetin) 등을 선택적으로 사용할 수 있다.

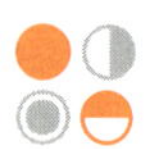

항암치료의 부작용과
환자의 삶의 질

현재 암을 치료하는 방법은 크게 수술치료, 화학치료, 방사선치료가 있다. 이 3가지는 암을 치료하는 가장 중요한 방법으로 손꼽히고 있지만, 암세포를 파괴하기 위해 다른 장기에 손상을 줄 수도 있고 부작용도 많은 것이 현실이다.

수술치료는 수술 직후에 출혈이나 장폐색, 혈관 손상, 폐렴, 폐색전증이 올 수 있고 수술 부위에 따라 주위 장기에 손상이 올 수도 있다. 요관 손상, 직장 파열 등이 그것이다. 또한 만성 합병증으로 장기의 기능 장애를 초래할 수 있다. 이러한 합병증이 생기는 원인은 암을 완전히 절제하기 위해 장기를 적출하거나 광범위하게 주변 조직이나 림프절을 절제하기 때문이다.

화학치료는 치료 후 빈혈이 오고 백혈구 및 혈소판 수가 감소하며 입안이 헐고 오심, 구토, 설사 등의 증상이 일어날 수 있다. 또한 머리카락이 빠지고 생식 기능에 장애를 가져오는 등의 부작용이 나타난다. 이것은 정상세포 중에서도 빨리 자라는 세포, 즉 골수에서 형성된 혈액세포, 구강을 포함한 위장관의 상피세포, 머리카락 세포, 정자, 난자를 만들어내는 생식세포 등이 영향을 많이 받기 때문이다.

방사선치료의 부작용은 방사선이 적용된 특정 부위나 범위, 조사된 방사선의 양, 환자의 건강 상태에 따라 치료 후 몇 주 내에 다양하게 나타난다. 주요 부작용으로는 신체 피로, 피부 문제, 탈모, 위장관 장애, 구강 장애, 비뇨기 장애, 생식기 장애 및 방사선 폐렴 등의 증상을 보인다.

이와 같은 부작용은 암환자들에게 정신적, 육체적 고통을 주며, 심한 경우 암이 치료되더라도 정상적인 생활이 힘들어지는 경우도 많다. 이처럼 화학항암제 투여나 방사선치료는 암세포의 성장을 감소시키고 박멸하는 기능이 있지만 한편으로는 환자의 정상적 신체 기능도 상실하게 만든다.

암세포뿐만 아니라 환자 자신도 같이 죽어가는 상황이 생길 수 있다. 결국 암 치료 과정에서 환자는 침대에 계속 누워서 암 치료 시 나타나는 부작용에 대해 지속적으로 대증요법을 쓸 수밖에 없다. 그리고 반복된 항암치료는 삶의 질을 서서히 떨어뜨릴 수 밖에 없다.

앞서 언급했듯이 암 치료 방법 중 완화요법을 시행할 때는 환자의 상태가 매우 중요하다. 환자의 삶의 중요성을 인식하여 동통을 완화시키고 편한 일상을 영위하게 하면서 생명 연장을 추구한다. 그러나 이때 하루 종일 침대에 누워 인간다운 삶을 누리지 못하며 사는 것보다는 삶의 질을 향상시키는 것이 무엇보다 중요하다.

면역치료요법에서는 이 같은 부작용이 거의 나타나지 않기 때문에 환자는 일상적인 삶을 영위하면서 치료를 받을 수 있을 뿐 아니라 적절한 항암치료제와 병행하면 치료 효과도 높고 부작용도 최소화할 수 있어 삶의 질을 향상시킬 수 있다.

암환자들이 빨리 나을 수 있는
생활환경

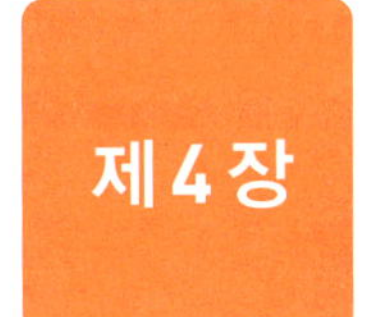

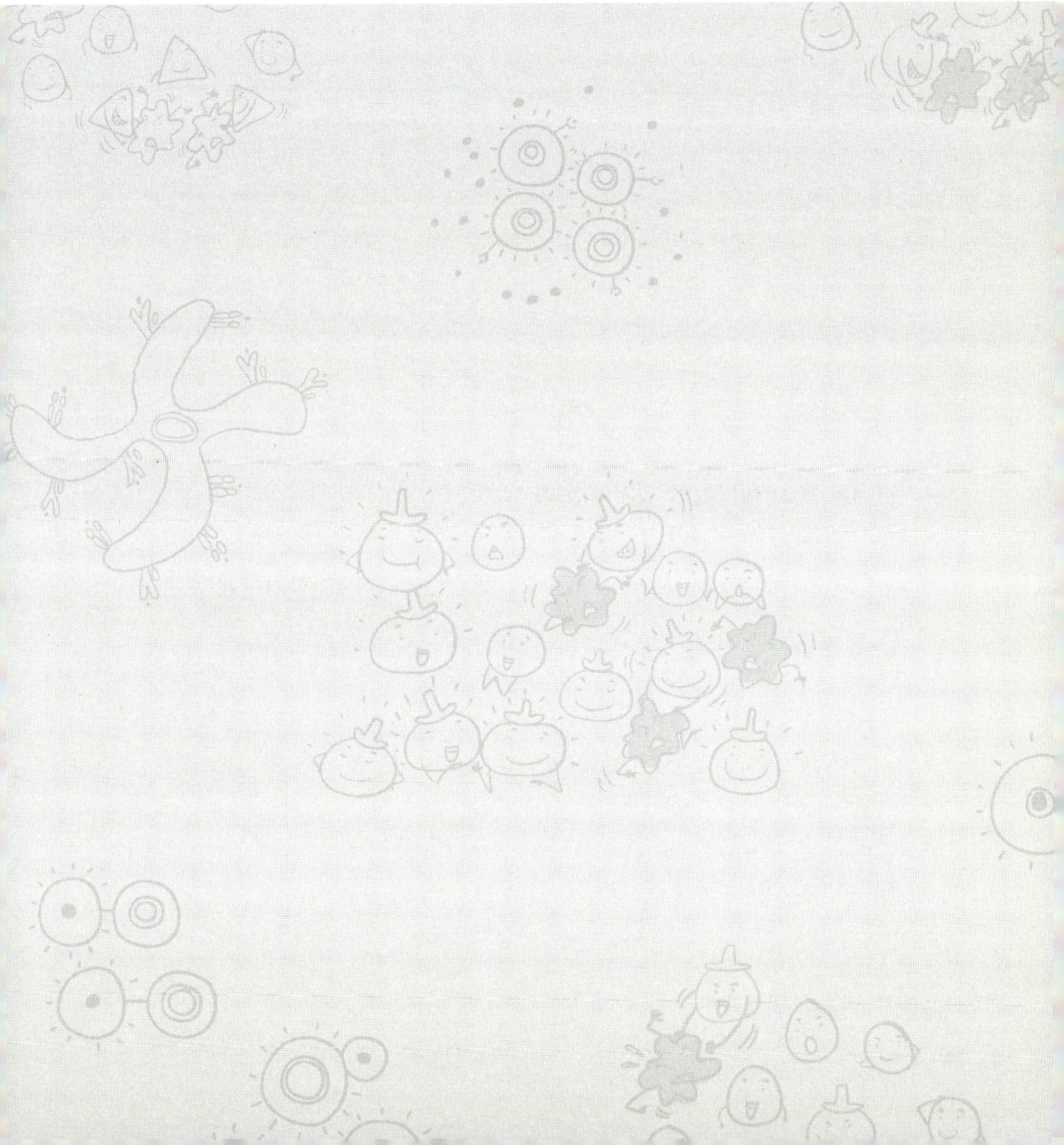

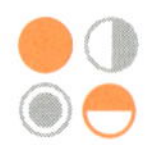

가장 중요한 것은 무엇보다 예방

관건은 프리 래디컬의 제거와 회피

암환자들이 질문하는 사항 중 가장 대표적인 것은 암환자에게 좋은 환경은 무엇이고 어떻게 생활해야 하며 어떤 음식을 섭취해야 하는지 등이다.

암이란 질환은 소모성 질환으로 숙주에 기생하여 세력을 확장해 나가면서 숙주를 서서히 소멸시킨다. 따라서 숙주 자신이 약하면 싸워보지도 못하고 죽을 수 있다.

그런데 대부분의 환자들이 붉은 고기는 먹지 않고 야채만 섭취하며 특정한 음식만 고집한다. 고기를 먹지 않는 이유는 고기를 요리하는 과정에서 형성된 발암물질이 암세포의 분열 과정에 영향을 준다고 생각하기 때문인 듯하다.

암세포를 만드는 원인 중 30% 정도는 식생활에 기인한다고 보고 있다. 그러나 암세포는 특정한 음식에 의해 만들어지는 것이 아니다. 따라서 암환자는 단백질, 탄수화물, 지방의 균형적인 섭취를 통해 적절한 체중과 건강을 유지하는 것이 무엇보다 중요하다.

면역세포 치료요법을 시행하는 입장에서 암환자를 볼 때 가장 중요한 지침은 환자의 행위 기준점(Performance Status)을 찾는 것이다.

- Ps 0 정상인과 똑같이 행동하는 경우
- Ps 1 정상인처럼 행동히나 가끔 도움이 필요한 경우
- Ps 2 도움이 필요한 상태나 혼자 생활을 영위하는 경우
- Ps 3 반나절은 침대에 누워 있는 경우
- Ps 4 하루 종일 누워 있는 경우

면역세포치료 시 효과를 볼 수 있는 경우는 Ps 0, Ps 1, Ps 2까지다. 다시 말해 건강한 육체 상태를 유지해야 면역체계도 유지되고 암세포들과 싸울 수 있는 것이다. 그러므로 적절한 운동과 긍정적인 사

고, 즐거운 마음을 갖는 것이 중요하다.

또 운동이나 산책을 할 때는 하루에 1시간 이상 햇빛을 받으면서 하는 것이 좋다. 햇빛은 우리 몸의 비타민 D_3 형성을 촉진하고 암세포들의 분화를 촉진시켜 성장 속도를 떨어뜨리기 때문이다.

암환자들은 정신적, 육체적으로 약해져 있기 때문에 모든 것을 포기한 상태에서 생에 집착하는 경우가 많다. 그러므로 육체적 건강 못지않게 정신적 건강을 유지하기 위해서는 주위 사람들의 도움이 절대적으로 필요하다. 환자가 긍정적 사고를 가지고 즐거운 마음으로 암을 정복할 수 있다고 생각해야 한다. 경우에 따라서 성직자, 신경과의사 또는 심리상담사 등의 도움으로 항상 자신감을 갖도록 도와주어야 한다.

암을 막는 가장 좋은 방법은 예방이다. 이것은 '암의 발생을 야기하는 발암물질, 다시 말해 유해독소, 산소에 의해 만들어지는 프리래디컬(free radical)을 얼마만큼 제거하거나 피할 수 있는가'에 달려 있다.

다음 장에서는 발암물질을 줄여주는 식품과 면역세포의 기능을 강화시키고 암의 세력을 약화시키는 음식에 대해 알아보자. 그리고 발암을 억제시키는 식품의 성분에 대해서도 알아보자.

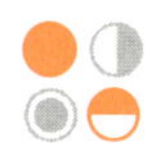

항산화물질이 많이 함유된 음식들

몸에 좋은 신선한 야채와 과일

정상세포의 대사 과정에서도 사립체(mitochondria)에서 에너지를 형성하는 과정에서 프리 래디컬이 만들어지지만 소량이므로 정상적으로 처리된다.

그러나 다량의 활성산소 프리 래디컬(O-free radical)이 생성되면 DNA 합성 과정에서 점 돌연변이를 일으킬 수 있어 암세포로 전환할 가능성이 높아진다.

그 때문에 항산화물질을 많이 함유한 식품을 섭취하면 식생활에서 발생하는 활성산소 프리 래디컬을 어느 정도 제거할 수 있다고 보고 있다. 또 항산화물질은 손상된 세포의 DNA 구조를 복원시키는 능력을 향상시키고 유전자 손상을 막을 수 있다. 항산화물질은 폴리페놀류가 많이 들어 있는 식품, 비타민 A의 전구물질을 많이 함유한 카로틴 계열의 식품, 그리고 마늘, 파 같은 식품에 들어 있는 알리신 같은 유황화합물을 함유한 식품 등에 많이 들어 있다.

또한 향기로운 향을 주는 식품들, 예를 들어 감귤 껍질(진피), 로즈메리, 라벤더 같은 식물에는 터핀 성분이 많이 함유되어 있는데, 이들 성분 역시 발암 형성을 억제하는 기능이 있다.

폴리페놀류를 함유한 식품으로 가장 대표적인 것은 적포도이다. 면역 증강, 스트레스 해소 능력, 심장질환 예방에 뛰어난 효과가 있는 것으로 보고되고 있다. 그 밖에 폴리페놀류가 들어 있는 식품으로는 떫은맛을 내는 녹차, 감잎, 양파, 사과 등이 있다.

비타민 A의 전구 화합물을 많이 내포한 카로틴 화합물은 2중, 3중 결합이 많은 불포화가 높은 탄화수소체로 되어 있어, 체내 지질의 과산화반응을 억제하고 세포의 분화를 촉진시킨다. 그 결과 분화가 덜 된 암세포의 분화를 촉진시키고 피부, 점막에서 활성산소의 프리 래디컬 유해요소를 제거하여 상피세포의 손상을 막아준다. 카로틴 화합물을 많이 함유한 식품으로는 배추, 청경채, 당근, 호박, 살구, 고구마, 토마토, 붉은 고추, 미역, 망고 등 신선한 야채와 구근 식품이 있다.

우리가 매일 먹는 식품 중에 김치가 있다. 김치는 파, 마늘, 양파, 무 등 강한 향을 함유한 향료 식품들을 많이 쓴다. 특히 마늘, 파에는 **알리신**이라는 유황화합물이 많이 들어 있는데, 이 성분은 살균작용뿐만 아니라 간의 해독작용도 촉진시킨다. 또 독성물질을 체외로 배출시키는 기능이 매우 높아 항암 유발물질에 노출되는 빈도를 감소시키고 항산화 기능으로 발암을 억제한다.

대체요법 중 향 치료에 많이 쓰이는 로즈메리, 라벤더 같은 강한 향을 지닌 식물에는 **터핀**이라는 화합물이 많이 들어 있다. 이 성분은 발암물질에 의한 유전자의 돌연변이 형성을 차단시키고 암세포의 증식을 억제하는 기능이 있다. 겨울에 먹는 감귤 껍질에도 많이 들어 있는데, 예로부터 이것을 **진피**라 하여 껍질을 말려 차로 애용하기도 했다.

이처럼 항산화 기능을 가진 식품은 매일 먹는 신선한 야채와 과일에 많이 함유되어 있다는 것을 알 수 있다. 녹차, 감잎차, 감귤껍질차 등과 같은 기호식품이나 식탁에 늘 올라오는 김치 등에도 발암을 억제하는 기능이 있다.

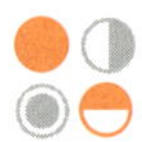

비타민군과 암억제

비타민 A군

카로틴 화합물을 많이 함유한 식품군이 여기에 속한다. 발생기 산소에 의해 만들어지는 유해산소 래디컬을 제거하며 면역 증강에 효과가 있다. 특히 피부나 장간막의 상피세포에서 유해산소 래디컬에 의한 손상을 억제하는 기능이 있다. 여기에 속한 식품은 카로틴이 많이 들어 있는 식품들이다.

비타민 C군

이 성분은 암 발생 초기 단계를 차단시키는 기능을 가지고 있다. 다시 말해 유사분열 과정에서 손상된 DNA 복구 능력을 향상시키고 지질의 과산화 반응을 억제시켜 유해산소 래디컬 형성을 차단한다. 여기에 속한 식품으로는 신맛을 보이는 과일들로 키위, 딸기, 레몬, 감잎 등이 있다.

비타민 E군

토코페롤 화합물이 많이 들어 있는 식품들이 여기에 속한다. 이들은 유해산소 래디컬을 무력화시켜 암의 발생을 억제하는 기능이 있다. 보통 씨앗의 눈에 많이 들어 있고 고소한 맛을 보이는 식품들이 대부분이다. 가장 대표적인 식품으로는 올리브, 참기름, 들기름, 현미 등이 있다.

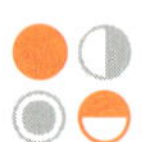

부착분자들이 많은 물질들

면역세포들이 대상 세포들을 공격하기 위한 선제조건으로는 대상 세포와 면역세포들이 결합되어야 한다는 점이다. 그래야만 식균작용을 하거나 세포막을 통해 대상 세포들을 죽일 수 있다. 즉, 면역세포의 반응에서 이 부착분자(케모카인)의 기능이 매우 중요하다는 것이다.

β-**글루칸**, 렉틴은 이 부착분자들 중 가장 잘 알려진 화합물질로, 이런 화합물을 이용하여 만든 면역증강제도 많다. β-글루칸 화합물을 많이 함유한 식품들은 버섯이다. 대식세포 같은 면역세포를 활성

화시키고 그들에 의해 만들어지는 사이토카인의 영향으로 적응면역 체계가 활성화된다. 그 결과 암세포에 대한 면역세포의 공격을 강화시킨다. 영지버섯, 상황버섯, 아카리쿠스버섯, 표고버섯, 동충하초 등의 버섯류와 건조맥주 효소 등에 많이 들어 있다.

렉틴은 부착단백질 기능뿐만 아니라 암세포에 직접 반응하여 암세포를 죽이는 기능이 있는 것으로 알려져 있다. 현재 유럽에서는 '미슬토'라는 주사요법 치료제가 항암치료에 사용되고 있다. 이 렉틴은 겨우살이류에 많이 들어 있고, 특히 물푸레나무에 기생하는 겨우살이에서 채취한 것이 암에 강하게 반응하는 렉틴 화합물을 많이 함유하고 있다. 이 렉틴 화합물은 끓여서 차로 마시면 효능이 없으므로 현재 주사제로 사용되고 있다.

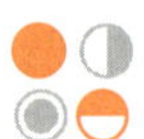

식이섬유가 많은 음식들

식생활이 서양화되면서 식이섬유 섭취가 줄어들고 육류 소비가 증가하면서 대장암이 늘어나고 있다. 대장암은 덜 익은 고기를 먹을 때 발생빈도가 증가하고, 주로 발생하는 부위는 S 결장, 직장 부위 등이다. 옛날에는 섬유질 식품, 즉 김치 같은 식품들을 즐겨 먹었으나 섭취량이 줄어들면서 대장암의 빈도가 증가하는 것으로 보고 있다.

식이섬유를 매일 섭취하여 숙변을 유도하고 발암물질을 체외로 배출하면 어느 정도 대장암을 막을 수 있다. 대표적인 식품으로는 야채, 곡류, 덜 익어 떨떠름한 과일, 밀겨 등이 있다. 과일로는 자두가 가장 대표적이다.

그 외 **인삼다당체**로 홍삼 제품들이 널리 보급되어 있다. 이 식품 안에는 사포닌이 많이 들어 있어 암세포의 성장뿐 아니라 전이까지 억제시키며 면역체계를 증강시킨다.

면역체계를 활성화시키는 미네랄로 가장 대표적인 것은 셀레늄, 아연 등이 있다. 이들을 많이 함유한 식품은 버섯, 마늘, 파, 해초류, 호박, 건조맥주 효소, 해바라기 씨 같은 견과류 등이 있다.

항암화학제 부록

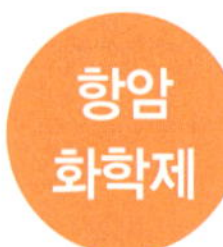

암세포의 DNA 복제를 막는 약제로는 알킬화제 계열, 토포이소메라제 억제 계열, 백금성분 계열 등이 있다. 또 암세포의 세포분열에 필요한 단백질인 퓨린(purine), 피리미딘(pyrimidine)의 형성을 차단시켜 DNA 형성을 억제시키는 약제가 있는데, 주로 빨리 자라는 암에 사용된다. 이런 약제들은 항대사성 제제 계열로, 가장 대표적인 것은 소화기 계열 암에 많이 쓰이는 5-Fu 항암제이다. 그 외 세포분열의 마지막 단계인 방추(spindle) 형성에 장애를 주어 세포분열이 못 일어나게 하는 약제로 식물성(Vinca) 화합물이 있고, 이를 반합성 제제로 만든 약제가 탁산(Texanes) 계열이다.

다음 표는 항암제를 기능별로 나누고 각 기능에 속하는 항암제의 종류와 적용되는 암, 그리고 항암제에 의한 부작용에 대해 간략하게 정리한 것이다.

● 엽산 길항제(Folate Antagonists)

약품명	적용되는 암	부작용
Methotrexate	유방암, 대장암, 방광암, 골수암, 급성백혈병, 비호지킨(non Hodgkin's) 림프종, 위장관 영양관종	골수 기능 장애, 점막염, 간 기능 부전, 뇌 기능 저하, 간 기능 저하, 정자 수 감소, 간질성 폐염

● 퓨린 길항제(Purine Antagonists)

약품명	적용되는 암	부작용
6-Thiopurine	급성백혈병	골수 기능 장애, 오심, 구토, 설사, 점막염, 간 기능 장애, 기형아 형성
Fldarabine (Fludara)	만성백혈병, 비호지킨 림프종, 털(hairy) 세포 백혈병	골수 기능 장애, 빈혈, 발열, 오심, 구토, 종양 융해(Tumor lysis) 증후군
Cladribine	위와 같음	위와 같음
5-Fluorouracil (5-FU)	대장암, 유방암, 식도암, 항문암, 위암, 취장암, 간암, 난소암, 두경부암	골수 기능 장애, 구심, 오심, 설사, 흉통, 수족(hand & foot) 증후군(경구 투어 시 골수 기능 저하, 점맥 투여 시 설사, 수족 증후군이 주로 온다.)
Capecitabine	유방암, 대장암	위와 같음
Cytabarine (Ara-c)	급성골수유래 백혈병, 호지킨 림프종	상동, 간 기능 저하, 급성췌장염, 경련, 폐부종, 뇌손상
Gemcitabine (Gemzar)	췌장암, 방광암, 유방암, 난소암, 연조직육종, 경부두부암	골수 기능 저하, 구심, 오심, 설사, 간 기능 저하, 간질성 폐염, 발진, 혈뇨
Hydroxyurea (Hydrea)	골수유래 백혈병, 적혈증가종	위와 같음, 기형아 형성
Pemetrexed	직장암, 유방암, 췌장암, 두경부암, 중피유래종	골수 기능 장애, 설사, 간 기능 저하, 피로, 피부 발진, 점막염

● 합성 알킬화제

약품명	적용되는 암	부작용
Melphalan (L-sarcolgsin Alkeran)	자궁근종	골수 기능 억제, 과민반응, 설사, 구토, 입 점막 괴사
Busalfan (Myleran)	만성골수유래 백혈병	위와 같음
Chloranbucil	만성골수유래 백혈병, 호지킨 림프종	위와 같음
Mechlorethamine (NH$_2$, Mustargen)	호지킨 & 비호지킨 림프종, T세포 백혈종	불임, 골수 기능 억제, 탈모, 피부 괴사
Temozelomide	뇌종양, 악성흑색종	골수 기능 억제, 구토, 오심, 두통, 기형아 형성
Cyclophosphamide (Cytoxan)	유방암, 난소암, 호지킨 림프종, 골수암, 신경모세포종, 횡문근육종	골수 기능 억제, 방광 독성, 탈모, 불임, 구토, 오심, 심장에 독성
Ifosfamide (Ifex)	재발된 생식세포(germ cell) 종양, 폐암, 방광암, 두경부암, 유잉(Ewing's) 육종	위와 같음, 신경 독성
Carmustine (BCNU)	뇌종양, 근육종, 호지킨 림프종	간 독성 및 신 독성, 폐에 독성
Dacarbazine (DTIC)	악성흑색종, 호지킨 림프종, 뇌종양, 피하 T세포 림프종	머스터드(Mustard) 제제와 비슷하다. 신경 독성, 빛에 과민반응, 불임, 기형아 형성

약품명	적용되는 암	부작용
Etoposide (UP-16)	생식세포 종양, 폐암, 호지킨 & 비호지킨 림프종, 위암, 유방암, 고환암	골수 기능 억제, 오심, 구토, 설사, 탈모, 과민반응, 기관지 경련, 저혈압
Irinotecan(CPT-11)	직장암, 폐암	위와 같음 Topotecan은 혈뇨가 올 수 있다.
Topotecan (Hycamtin)	난소암, 급성골수유래 백혈병	

백금계열제제

약품명	적용되는 암	부작용
Cisplatin(Platinol)	난소암, 고환암, 방광암, 식도암, 폐암, 위장관 영양막종, 호지킨 림프종	신경 독성, 골수 기능 억제, 오심, 구토, 간 기능 저하, 혈전증, 불임, 청각 장애
Carboplatin (Paraplatin)	위와 같음	위와 같음
Oxaliplatin	대장암, 위암, 췌장암	신경 독성, 인후 경련, 골수 기능 장애, 과민반응

약품명	적용되는 암	부작용
Doxorubicin	유방암, 난소암, 폐암, 방광암, 간암, 갑상선암	골수 기능 억제, 오심, 구토, 설사, 탈모
Idarubicin	빌름스 종양, 호지킨 림프종, 급성백혈병	심장 독성, 피부 수포
Daunorubicin (Adriamycine)	급성백혈병	위와 같음
Mitoxantrone (Novantrone)	전립선암, 폐암, 유방암, 급성골수유래 백혈병, 호지킨 & 비호지킨 림프종	위와 같음, 2차적으로 항암제에 의한 백혈병이 올 수 있다.
Dactinomycine	빌름스 종양, 생식세포 종양, 유잉육종, 횡문근육종	위와 같음
Bleomycin (Blenoxane)	피부암, 두경부암, 폐암, 식도암, 자궁경부암, 림프종, 갑상선암. 신경교종	발열, 오한, 폐 독성, 담마진, 레이노 현상
Mitomycine (Mutamycine)	만성림프성 백혈병, 만성골수유래 백혈병, 위암, 대장암, 폐암, 간암, 자궁암, 난소암	구토, 오심, 피부 괴사, 광감수성, 정맥염, 급성간질성 폐렴, 신 독성

● 빈카(Vinca) 화합물

약품명	적용되는 암	부작용
Vinblastine (UBL)	호지킨 림프종, 유방암, 신장암, 고환암, 카포시 육종	골수 기능 저하, 발열, 점막염, 빈혈, 탈모
Vincristine (VCR)	자궁근종, 횡문근종, 신경교종, 유잉 종양, 윌슨 종양, 뇌종양, 갑상선암, 비호지킨 림프종, 급성백혈병, 영양막 종양	고혈압, 신장 독성, 심근경색, 폐부종, 레이노 현상
Vinorelbine (VRL, Navelbine)	폐암, 유방암, 난소암	위와 같음, 다뇨증

● 탁산(Taxane) 계열

약품명	적용되는 암	부작용
Paxlitaxel (Taxol)	난소암, 유방암, 폐암, 식도암, 전립선암, 방광암, 카포시 육종	상동, 일시적으로 서맥, 신경 독성(20~40%), 과민반응
Docetaxel (taxotere)	유방암, 폐암, 위암, 난소암, 방광암, 두경부암	위와 같음

암을 이기는 면역치료

초판 1쇄 인쇄 │ 2009년 7월 24일
초판 1쇄 발행 │ 2009년 7월 31일

지은이 │ 홍기웅
펴낸이 │ 강효림

기 획 │ NK바이오
편 집 │ 이남훈 · 한정아
디자인 │ 채지연 · 박재선 · 박세진
일러스트 │ 정경호
마케팅 │ 민경업
관 리 │ 정수진

출 력 │ 엔터 AIO
종 이 │ 화인페이퍼
인 쇄 │ 한영문화사

펴낸곳 │ 도서출판 전나무숲 檜林
출판등록 │ 1994년 7월 15일 · 제10-1008호
주 소 │ 121-819 서울시 마포구 동교동 206-3 코원빌딩 501호
전 화 │ 02-322-7128
팩 스 │ 02-325-0944
홈페이지 │ www.firforest.co.kr

ISBN │ 978-89-91373-56-3 (13510)

값 13,000원